Docteur Paul MOITESSIER

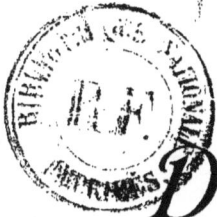

Des Abcès
du tissu cellulaire
sous-pleural

MONTPELLIER

GUSTAVE FIRMIN ET MONTANE

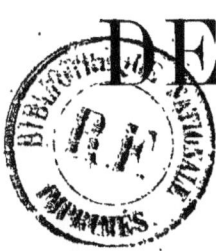

DES ABCÈS

DU

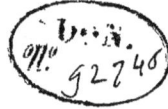

TISSU CELLULAIRE SOUS-PLEURAL

PAR

Le Dʳ Paul MOITESSIER

PRÉPARATEUR D'HISTOLOGIE A LA FACULTÉ DE MONTPELLIER (CONCOURS 1896)

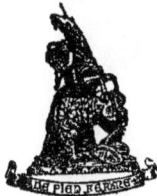

MONTPELLIER

IMPRIMERIE Gustave FIRMIN et MONTANE

Ancien Hôtel de la Faculté des Sciences

M DCCC XCVIII

A LA MÉMOIRE VÉNÉRÉE DE MON PÈRE

Albert MOITESSIER

PROFESSEUR DE PHYSIQUE A LA FACULTÉ DE MÉDECINE DE MONTPELLIER
MEMBRE CORRESPONDANT DE L'ACADÉMIE DE MÉDECINE
CHEVALIER DE LA LÉGION D'HONNEUR

P. MOITESSIER.

A la Mémoire de ma Mère et de ma Sœur

P. MOITESSIER.

A ma Fiancée

A ma Tante L. Moitessier

A mes Frères et Sœurs

A mes Parents

A mes Amis

P. MOITESSIER.

Au terme de nos études médicales, qu'il nous soit permis de dire notre vive reconnaissance et notre profonde sympathie à tous ceux qui nous ont aidé et conseillé durant les années qui viennent de s'écouler.

Qu'il nous soit permis d'adresser à M. le Professeur Estor nos plus sincères remerciements pour la sollicitude affectueuse et la confiance qu'il n'a cessé de nous témoigner durant les années passées près de lui ; que notre cher Maître soit assuré de notre entier dévouement !

Dans sa pratique hospitalière nous avons trouvé le sujet de cette thèse inaugurale ; ce travail est le reflet de son enseignement.

M. le Professeur Vialleton a été pour nous un Maître plein de bienveillance. Les leçons qu'il a le secret de rendre si instructives par sa parole persuasive sont de celles qu'on n'oublie pas. La bonté et la bienveillance qu'il nous a témoignées durant les trois années passées dans son laboratoire sont de celles qui attachent.

M. le Professeur Forgue a bien voulu nous communiquer deux observations inédites et nous aider de tous ses conseils pour notre travail ; qu'il veuille bien recevoir ici tous nos remerciements.

INTRODUCTION

Nous avons eu l'occasion d'observer un cas d'abcès ossi-fluent d'origine vertébrale, dont M. le Professeur Estor plaça le siège dans le tissu cellulaire sous-pleural. Notre Maître insista à plusieurs reprises sur la rareté du fait et sur le peu de place qu'accordent les classiques à l'espace sous-pleural. En même temps il nous pria d'étudier ce cas et d'en faire le sujet de notre thèse inaugurale. C'est le résultat de ces recherches que nous soumettons aujourd'hui à nos Juges. Nous avons essayé de faire, aussi simplement que possible, l'histoire pathologique du tissu qui double la plèvre et sur lequel les anatomistes passent si rapidement ; aucun travail d'ensemble n'existait sur ce sujet ; le nôtre a été conçu et dirigé suivant les conseils du Professeur Estor.

Sur ses indications, nous avons divisé en deux grands groupes les collections purulentes qui peuvent se développer entre la plèvre et les côtes : d'une part les abcès froids tuberculeux, d'autre part les péripleurites aiguës. Nous nous sommes convaincus de la rareté des péripleurites aiguës ; aussi est-ce les péripleurites secondaires que nous nous sommes efforcés d'étudier dans cette thèse.

Le plan que nous avons suivi est le suivant :

Chapitre I. — Anatomie de l'espace intercostal. Etude du tissu cellulaire sous-pleural et de ses lymphatiques.

Nous nous sommes limités rigoureusement à notre sujet.

Notre travail renferme l'étude des péripleurites et non celle des abcès froids de la paroi thoracique en général. Aussi avons-nous éliminé tous les détails d'anatomie pathologique, de symptomatologie, qui se rapportent à ces derniers, dont les descriptions sont bien faites partout. C'est surtout une étude pathogénique que nous soumettons à nos Juges.

DES ABCÈS

DU

TISSU CELLULAIRE SOUS-PLEURAL

CHAPITRE PREMIER

ANATOMIE DE L'ESPACE INTERCOSTAL. — TISSU CELLULAIRE
ET LYMPHATIQUES SOUS-PLEURAUX.

Avant d'entreprendre l'histoire pathologique du tissu cellulaire sous-pleural, il nous faut le décrire aussi exactement que
possible, afin de limiter rigoureusement notre sujet. A cette
étude, qui sera brève, nous joindrons celle des lymphatiques
ou des ganglions situés dans cet espace conjonctif ; ce sont
eux, nous le verrons, qui y règlent la formation des collections purulentes et qui en rendent aisée l'explication pathogénique. Nous décrirons en quelques mots seulement les couches qui séparent ce tissu sous-pleural de l'extérieur, c'est-à-
dire l'espace intercostal. Nous n'en ferons pas une étude complète, renvoyant pour cela aux traités classiques, surtout à
Tillaux, qui en a donné la description reconnue comme la
meilleure.

On donne le nom d'espace intercostal à l'ensemble des parties molles comprises entre deux côtes successives ; celles-ci limitent l'espace sans entrer dans sa constitution intime, qui nous le montre composé essentiellement de deux muscles, les intercostaux interne et externe. De la forme, de l'étendue, des limites de l'espace lui-même, nous ne dirons rien, si ce n'est qu'il est formé en haut et en bas par les côtes et leurs cartilages, en avant par le sternum, en arrière par le rachis ; qu'il est très variable d'aspect et d'étendue pour chaque espace, suivant le point où on l'examine.

L'espace intercostal se réduit donc schématiquement aux deux muscles qui le comblent, muscles peu volumineux, à fonctions discutées et dont le rôle unique, d'après les auteurs, consisterait à former plutôt une paroi élastique que contractile.

Le premier que l'on rencontre après les couches cutanées est l'intercostal externe ; il s'insère, d'une part, au bord externe de la gouttière costale, d'autre part au bord supérieur de la côte située au-dessous et à la lèvre externe de ce bord.

Vient ensuite l'intercostal interne ; il s'insère à la lèvre postérieure de la gouttière costale, au bord supérieur et à la face interne de la côte inférieure.

Les fibres de l'intercostal externe se dirigent d'arrière en avant et de haut en bas ; celles de l'interne, d'avant en arrière. Mais les deux muscles ne sont pas accolés, il existe entre eux une nappe de tissu cellulaire lâche qui les isole très distinctement et dans laquelle peuvent se former des collections purulentes. Cette couche a d'autant plus d'importance qu'elle communique tout à fait en arrière avec le tissu cellulaire sous-pleural, à partir du point où cessent les insertions de l'intercostal interne et en avant avec la fossette de Souligoux, au point où disparaissent les filets de l'intercostal interne, tout à fait à la partie antérieure de l'espace. Elle renferme de plus les vaisseaux et les nerfs de l'espace intercostal. Les lymphatiques qu'elle enrobe ont une importance qu'on ne saurait nier dans la production des collections suppurées qu'on peut y rencontrer ; on y trouve des ganglions dont les communications avec ceux du tissu cellulaire sous-pleural sont d'ailleurs bien établies.

Les vaissaux proviennent de trois sources : aorte, intercostale supérieure (branche de la sous-clavière), mammaire interne.

Les intercostales postérieures ou aortiques, au nombre de 8 à 9, naissent de la partie postérieure de l'aorte ; celles de droite passent au-devant du corps des vertèbres, en arrière de l'œsophage, du canal thoracique et de la grande veine azygos, pour se rendre à l'espace intercostal correspondant. A droite comme à gauche, elles passent en arrière de la plèvre pariétale et des ganglions nerveux thoraciques. Elles s'infléchissent ensuite de bas en haut pour gagner l'espace intercostal et se divisent en deux branches : antérieure et postérieure. La première chemine d'abord entre la plèvre pariétale et le muscle intercostal externe ; elle s'engage ensuite entre les deux muscles intercostaux et se place dans la gouttière costale, qu'elle suit jusqu'au tiers antérieur de l'espace intercostal ; là, elle abandonne la gouttière pour occuper la partie moyenne de l'espace et s'anastomoser avec l'intercostale antérieure fournie par la mammaire interne.

Les artères intercostales supérieures sont des branches de la sous-clavière, destinées au premier et au deuxième espaces intercostaux ; elles fournissent parfois au troisième et au quatrième ; elles se comportent comme les précédentes.

Les artères intercostales antérieures sont fournies par la mammaire interne et par son bord externe, qui s'anastomosent avec les intercostales aortiques.

Les artères intercostales sont toutes accompagnées de deux veines. Les veines intercostales postérieures droites se rendent dans la grande veine azygos. Celles du côté gauche se rendent : les supérieures dans la grande azygos ; les inférieures, au nombre de 5 à 6, vont former la petite azygos.

Les veines intercostales supérieures se rendent : à droite, dans la grande azygos, quelquefois dans le tronc veineux brachio-céphalique droit et la veine cave supérieure ; à gauche, dans la grande azygos, quelquefois dans le tronc brachio-céphalique gauche.

Les veines intercostales antérieures aboutissent aux veines mammaires internes, qui, elles-mêmes, se rendent dans la veine sous-clavière.

Comme les artères, les nerfs se divisent au niveau du trou de conjugaison en branche antérieure ou costale et postérieure ou rachidienne. La branche antérieure accompagne l'artère intercostale et se place au-dessous d'elle. Ils fournissent des rameaux perforants latéraux et perforants antérieurs.

Ainsi compris, et surtout si on ajoute que l'intercostal interne est tapissé par une mince aponévrose sur sa paroi interne, l'espace intercostal forme un tout complet, nettement isolé de la plèvre pariétale par une couche constante de tissu cellulaire qui constitue l'espace sous-pleural. Celui-ci n'est donc que l'espace conjonctif qui réunit la plèvre à la paroi thoracique. Nous éliminons, en effet, dans cette étude, la description du tissu cellulaire qui sépare la plèvre viscérale du poumon : c'est là du tissu cellulaire sous-pleural, mais il n'acquiert pas l'importance de celui qui est sous-jacent au feuillet pariétal de la séreuse. La plèvre viscérale est, on le sait, de dissection très difficile chez l'adulte : on la sépare mal du poumon ; une très mince lame de tissu cellulaire l'unit aux lobules pulmonaires ; elle se continue d'ailleurs avec le tissu conjonctif du poumon qui sépare et soutient les différents éléments nobles de l'organe.

Nous éliminons aussi l'étude du tissu cellulaire qui réunit et mastique entre eux les organes que renferment les médiastins ;

il constitue une véritable cloison conjonctive qui, bien que séparant les feuillets pariétaux des plèvres, n'est pas, en anatomie, du tissu cellulaire sous-pleural ; on ne donne ce nom qu'au tissu qui recouvre la face externe de la plèvre pariétale.

On peut dire que, règle générale, en anatomie, le feuillet pariétal des séreuses est réuni aux parties voisines par du tissu cellulaire lâche. Il existe comme une véritable atmosphère conjonctive qui unit faiblement la séreuse aux organes sous-jacents et en facilite les fonctions. Ce tissu, le plus souvent lamelleux, lâche, se laisse envahir par la graisse, qui peut quelquefois être en très grande quantité comme dans le tissu cellulaire sous-péritonéal, comme aussi être réduite à quelques pelotons adipeux.

L'étude de cette amosphère cellulaire péri-pleurale est en général très courte dans les classiques. Tous les auteurs l'admettent, mais sans la décrire en détail. Sappey la signale, comme expliquant le peu d'adhérence de la plèvre aux côtes. « Elle est unie aux parties sous-jacentes par un tissu cellulaire lâche... Çà et là, dit-il plus loin, on trouve sous la plèvre costale des amas ou traînées de vésicules adipeusés distribuées sous forme de bandes de nappes ou d'îlots ».

Richet ne mentionne même pas le tissu cellulaire sous-pleural. Tillaux, au contraire, en parle en termes qui rappellent ceux de Sappey. Pour lui : « Au-dessous de la plèvre costale existe une couche lâche et abondante de tissu cellulo-graisseux. La graisse sous-pleurale se présente sous l'aspect de bandes, de flocons, d'îlots jaunâtres ». Le même auteur mentionne l'inflammation de ce tissu « cellulaire sous-pleural susceptible de s'enflammer et de devenir le siège d'abcès qu'il importe de différencier d'un empyème ». Nous aurons à revenir sur son opinion quand nous étudierons avec soin l'étude de cette inflammation.

Farabeuf, dans sa thèse d'agrégation sur les séreuses, ne

parle pas du tissu cellulaire sous-pleural. Testut, lui, en parle à peine. Il insiste plutôt sur le feuillet aponévrotique qui double l'intercostal interne que sur le tissu sous-pleural.

Toutefois malgré le peu d'importance que semblent lui donner les anatomistes, ce tissu cellulaire est admis sans conteste par les cliniciens, et, dès 1831, Boyer donne de ses inflammations la première description. Wunderlich, Billroth et Leplat le décrivent avec soin, ce qui fait que l'on peut admettre avec tous les auteurs l'existence du tissu cellulaire tapissant la face externe de la plèvre pariétale. Mais ce qui est plus difficile à résoudre, c'est la question de savoir comment se comporte cette lame conjonctive au niveau du cul-de-sac costo-diaphragmatique. S'il est un point, en effet, où s'associent de préférence les collections suppurées péri-pleurales, c'est bien évidemment celui-là.

C'est en effet dans la portion la plus déclive de l'atmosphère péri-pleurale que se collecteront plus facilement les collections sous-pleurales. Il nous faut donc voir si une disposition anatomique particulière nous explique un pareil état de choses.

On sait que les insertions se font latéralement de la sixième à la douzième côte, par une série de digitations, de festons, qui passent d'une côte à l'autre, de sorte que la ligne qui les représente est irrégulière. La plèvre pariétale suit ces sinuosités et forme, en passant de la paroi sur le muscle, une gouttière bien connue sous le nom de sinus costo-diaphragmatique. Ce qu'il y a d'intéressant à préciser, c'est si, au point où cette réflexion se fait, il y a abondance du tissu lamineux ou si la plèvre adhère dès lors au tissu du diaphragme et l'accompagne jusqu'à ses insertions les plus inférieures.

Il semble que ce soit la première hypothèse qu'il faille admettre. Tous les classiques décrivent l'adhérence intime de la plèvre et du diaphragme, mais à son centre phrénique seulement. Là, centre tendineux et séreuse sont confondus pour ainsi dire, mais dès qu'apparaissent les faisceaux musculaires, l'adhérence est moindre ; la plèvre s'épaissit et à la périphérie de la coupole diaphragmatique apparaît le tissu cellulaire sous-pleural. C'est ce qui se voit nettement sur les coupes de sujets congelés, dans le traité de Testut ; c'est ce que dit nettement Tillaux. « Pour cet auteur, la plèvre costale descend sur la face interne des côtes jusqu'à une certaine distance des attaches du diaphragme, puis se réfléchit de bas en haut sur ce muscle ». La plèvre ne descend donc pas jusqu'aux insertions du diaphragme ; entre elle et ce muscle, il existe comme un espace triangulaire à sommet inférieur, comblé par du tissu conjonctif, où celui-ci est donc particulièrement abondant.

La conception que nous nous faisons du tissu cellulaire sous-pleural est donc la suivante : nous comprenons le tissu cellulaire sous-pleural comme une sorte de couche isolant la plèvre des côtes, peu épaisse, surtout développée dans les parties déclives, au niveau des culs-de-sac pleuraux ; elle est comprise entre la plèvre en dedans, l'aponévrose des muscles intercostaux internes en dehors. Elle se continue en arrière avec le tissu cellulaire de l'espace intercostal proprement dit, c'est-à-dire avec celui qui se trouve entre les deux muscles intercostaux. De plus, en avant de la colonne vertébrale, ce tissu sous-pleural se continue aussi avec le tissu cellulaire prévertébral et avec celui du médiastin, de telle sorte que chaque plèvre en est entourée de toute part, sauf au niveau du diaphragme.

C'est dans ce tissu que cheminent, d'une part, les vaisseaux qui vont à la plèvre pariétale, comme aussi les lymphatiques qui naissent de son épaisseur, et les ganglions où se jettent ces derniers.

L'étude de ces vaisseaux lymphatiques est pour nous autrement intéressante que celle des vaisseaux sanguins ou des filets nerveux de la région. Véhicule ordinaire des infections, ils commandent le plus souvent l'inflammation du tissu cellulaire dans lequel ils cheminent ou celles de l'atmosphère conjonctive qui environne leur ganglion. On a rarement à constater des inflammations circonscrites ou diffuses de ce tissu se faisant par voie sanguine.

On peut diviser les lymphatiques en trois plans, qui ont une importance variable et qui répondent chacun à des groupes ganglionnaires bien définis : un plan superficiel, moyen et profond.

Des lymphatiques superficiels nous ne dirons rien. Ils se rendent presque tous du creux axillaire à des groupes ganglionnaires étudiés par Kirmisson et Poirier et, par suite, leur inflammation n'a rien qui puisse nous intéresser.

Le groupe moyen est, lui, compris entre les plans musculaires de l'espace intercostal. Il est représenté par de gros troncs lymphatiques accolés aux vaisseaux et cheminant comme eux sous le bord inférieur de la côte dans la gouttière costale. Ils collectent tous les radicules lymphatiques issus des muscles des différentes parties qui composent la paroi. Tous les classiques citent sur leur trajet de petits ganglions, situés à leur portion moyenne et par suite sur les parties latérales du thorax au milieu de l'espace. Ces ganglions, de petit volume, jouent à peine le rôle d'une étape dans la marche des infections. Leurs lymphatiques efférents vont, en effet, se jeter dans les ganglions pré-sternaux et pré-vertébraux. Ce sont donc ces derniers qui, sans contredit, sont les plus intéressants ; ils réunissent la circulation lymphatique des diverses couches des plans moyens de l'espace intercostal et surtout de l'espace sous-pleural dont nous étudions la pathologie.

On a dit des séreuses, qu'elles étaient de larges espaces lymphatiques. Appliquée à la plèvre, cette opinion semblerait être fausse, si on étudie les vicissitudes qu'a subies l'histoire de ces vaisseaux lymphatiques. Niée par beaucoup, leur présence, après les travaux de Dibkowsky, Jarjavay, Troisier, Bizzozero et Salvioli, et tout récemment de Souligoux, est admise par les classiques. Seul, Sappey conteste le réseau blanc de la plèvre, comme en général celui de toutes les séreuses ; mais les expériences des auteurs précédents détruisent complètement son opinion.

La plèvre a donc ses lymphatiques, et ils y sont disposés en deux réseaux : un rampant dans l'épaisseur du feuillet viscéral, et l'autre appartenant au feuillet pariétal, tributaires chacun de ganglions distincts. Les lymphatiques de ce dernier sont très nombreux et très fins.

Ils forment deux réseaux, un superficiel, réseau intra-séreux ou sous-épithéliaux des auteurs, s'ouvrant pour certains dans l'espace pleural par des stomates et se terminant dans le réseau sous-séreux ou sous-pleural qui forme le réseau profond et qui chemine dans le tissu cellulaire, recouvrant la face externe de la plèvre pariétale. Ces lymphatiques aboutissent à deux groupes ganglionnaires principaux : en avant, à une série de ganglions qui longent les bords latéraux du sternum ; en arrière, à une chaîne ganglionnaire qui se trouve de chaque côté de la colonne vertébrale.

Les ganglions antérieurs sont situés dans ce qu'on appelle, depuis Souligoux, les fossettes pré-sternales. Malgré leur importance, ces loges n'ont été décrites par aucun classique et sont connues surtout des pathologistes. L'espace intercostal schématique est, en effet, bien décrit par les auteurs, mais seulement à la partie moyenne. La description de sa partie antérieure et postérieure, reprise par Souligoux, a montré qu'il fallait abandonner les idées anciennes, surtout en ce qui concerne la partie antérieure, où cet auteur a créé, pour ainsi dire, les logettes pré-sternales.

Tillaux, qui est de tous les classiques celui qui donne la meilleure description de l'espace intercostal, ne parle que peu de sa portion antérieure. Il la décrit comme s'effilant vers le sternum, et comme constituée par l'intercostal interne, l'externe s'arrêtant aux articulations chondro-costales. Mais ce dont Tillaux ne parle pas, c'est de la constitution de cet espace au niveau de la face postérieure du sternum. Là se trouvent, avec les articulations chondro-sternales, les faisceaux du muscle triangulaire du sternum qui les recouvrent directement ; ces filets musculaires, qui descendent des cartilages costaux au sternum, recouvrent l'espace compris entre deux de ces cartilages, et forment ainsi une sorte de creux ; chacun de ceux-ci constituerait une fossette pré-sternale. Celle-ci sera donc nettement délimitée en haut par le bord inférieur du cartilage costal sus-jacent, en bas par le bord supérieur du cartilage inférieur, en dedans par l'échancrure comprise entre deux articulations chondro-sternales ; en dehors, il n'existe pas de limites précises : au contraire, le plancher est représenté par les dernières fibres de l'intercostal interne qui, à ce niveau, forment plutôt une nappe tendineuse qu'un vrai muscle. La fossette est complétée en arrière par un des faisceaux d'insertion du triangulaire du sternum. Ainsi délimitées, nous trouvons cinq fossettes : la première, commençant entre la première et la deuxième côte ; la cinquième et dernière se trouvant entre la cinquième et la sixième.

Ce sont ces logettes qui renferment le groupe antérieur ou sternal de ganglions lymphatiques sous-pleuraux. Nous avons vu que leurs troncs efférents viennent de la plèvre pariétale et de la paroi thoracique ; leurs vaisseaux efférents ascendants suivent le paquet vasculaire de la mammaire interne pour se rendre suivant le côté, soit à la veine lymphatique, soit au canal thoracique. Notons, en passant, qu'en dehors, la fossette qui renferme ces ganglions communique largement avec le tissu cellulaire sous-pleural.

Restent les ganglions qui forment une double chaîne de

chaque côté de la colonne vertébrale. Comme les précédents, ils reçoivent la lymphe des parois musculaires du thorax, grâce aux vaisseaux blancs du plan moyen qui suivent les vaisseaux intercostaux et ceux de la plèvre pariétale. On peut, au point de vue de leur terminaison, les diviser en deux groupes : les supérieurs, en effet, vont, soit à la grande veine lymphatique ou au canal thoracique. A partir du quatrième espace intercostal ils constituent deux troncs descendants, semblables aux azygos, et allant tous deux se terminer, dans le canal thoracique, au vaisseau de la citerne de Pecquet.

Il existe donc deux systèmes lymphatiques pleuraux. Mais ce qui est très important dans l'étude pathogénique des péripleurites, ce sont les communications normales qui existent entre ces deux réseaux et qui les rendent solidaires l'un de l'autre.

Ces anastomoses, soupçonnées par Jarjavay, ont été mises en évidence par les recherches de Bizzozero et Salvioli, et surtout par les intéressants travaux de Souligoux. Leur existence, presque établie par suite du mode de continuation des deux feuillets pleuraux, a été démontrée expérimentalement par les injections colorées suivant le procédé employé pour la première fois par Dibkowsky.

Normalement, ces anastomoses n'ont rien de bien particulier au point de vue de la pathologie du tissu sous-pleural ; mais elles sont autrement importantes quand la plèvre vient à être le siège d'une inflammation quelconque aiguë ou chronique. Dans les premier et deuxième cas, on sait que la pleurésie sèche n'est pas la règle, mais que la séreuse traduit son irritation prolongée en sécrétant une plus ou moins grande quantité de liquide ; de plus, par suite de la chute de son endothélium, les couches sous-jacentes vasculaires sont mises à nu et prolifèrent. Cette reproduction des éléments conjonctifs constitue à la surface de la séreuse un tenu de granulations à peine saillantes avec des adhérences solides, unissant les deux feuillets pleuraux, adhérences vraies, organisées et n'ayant rien de commun avec les fausses membranes dues à des dépôts fibrineux sillonnant un épanchement ancien. La soudure des deux surfaces pleurales se constitue dès que l'épanchement du liquide est résorbé. Le tissu embryonnaire des granulations s'organise ; les vaisseaux sanguins se rencontrent et se fusionnent, établissant, comme l'ont montré des injections fines, des anastomoses entre le réseau sanguin pulmonaire et intercostal et les lymphatiques du poumon et de la paroi.

Ces anastomoses sont d'une importance capitale en ce qui concerne ces derniers. Poirier a démontré leur existence dans les adhérences péritonéales. Souligoux les a établies dans celles de la plèvre, où il a même pu les injecter. Dans sa thèse inaugurale, cet auteur réunit trois cas où l'existence de traînées lymphatiques unissant les deux feuillets pleuraux fut constatée par Poirier et Sappey. Ses expériences seraient toutes à citer : « Elles ont été répétées nombre de fois avec un résultat favorable » par leur auteur. Enfin, Pillot, étudiant histologiquement les deux feuillets soudés de la plèvre, arrive aux mêmes constatations ; il démontre l'existence, à la coupe, de lymphatiques plus ou moins dilatés, larges, à contours anguleux, communiquant d'une plèvre à l'autre, injectés par de la matière tuberculeuse. Dans un autre ordre d'idées, cette communication est encore prouvée par l'existence de dépôts anthracosiques constatés, d'après les classiques, dans la plèvre pariétale chez les malades morts d'anthracose. Il s'agit là, dit Souligoux, d'une véritable injection naturelle que l'on ne peut attribuer au déplacement d'un organisme vivant comme le microbe de la tuberculose.

Nous admettrons donc l'existence de lymphatiques dans les adhérences pleurales ; on voit alors l'importance pathologique qu'ils prennent dans le cas de tuberculose pulmonaire : Sanchez Toledo a montré, dans sa thèse, le rapport qui existe entre les adénopathies tuberculeuses du creux axillaire et la tuberculose pleuro-pulmonaire. Ces constatations cliniques viennent encore à l'appui de l'existence de ces anastomoses, aujourd'hui admises par tous les auteurs.

CHAPITRE II

DIVISION ET PLAN DU SUJET

Nous venons d'étudier, dans les pages précédentes, l'atmosphère celluleuse péripleurale, et nous avons vu que sa laxité
d'abord, sa vascularisation sanguine et lymphatique ensuite,
étaient deux conditions favorables à son inflammation.

Malgré cela, la pathologie de cet espace sous-pleural est
relativement de date récente. Boyer est le premier auteur qui
en fait mention, dans son *Traité des maladies chirurgicales ;*
mais son étude passe inaperçue, et il faut arriver à Wunderlich, en 1861, pour voir reprendre la question et l'attention de
nouveau attirée sur un sujet qui paraît alors nouveau. Depuis,
sans être bien nombreuses, des observations de péripleurites
furent publiées à la suite de celles de Billroth, Bartels, Barth
et Peyrot ; mais ce n'est qu'après le travail de Leplat, que la
péripleurite chronique fut signalée. La théorie de cet auteur,
longtemps abandonnée, semble renaître d'un oubli immérité, et
actuellement, tous les auteurs sont unanimes à reconnaître que
la péripleurite chronique est une affection bien définie.

Nous aurons donc, dès le début de ce travail, deux grandes
divisions à adopter. C'est ainsi que nous étudierons successivement les inflammations aiguës et chroniques du tissu cellulaire sous-pleural, les péripleurites aiguës et chroniques.

Qu'il s'agisse d'inflammation évoluant brusquement avec un
cortège symptomatique habituellement grave ou, au contraire,

de lésions à marche lente et chronique, sans réaction bien franche, on peut dire que rarement le tissu cellulaire sous-pleural s'enflamme primitivement. Ce sont presque toujours des lésions des parties voisines qui retentissent sur lui ; il ne participe que secondairement à une inflammation dont le point de départ est, nous le verrons, assez variable.

Nous savons, d'autre part, entre quels organes se trouve incluse la fissure conjonctive qui représente l'espace sous-pleural ; aussi pouvons-nous facilement comprendre que son inflammation traduit tantôt des lésions de la paroi, tantôt celle de la plèvre, et peut venir, soit des plaies extérieures, soit du côté de la plèvre. C'est là une première division importante à établir ; toutes les autres en découlent.

La plus importante partie de notre travail sera consacrée à l'étude des abcès froids de la péripleurite chronique. Plus récente que celle des péripleurites aiguës, elle est mieux connue et surtout beaucoup plus considérable et semble, croyons-nous, prendre une des premières places parmi les abcès froids de la paroi thoracique.

Faire l'histoire de ces derniers est faire celle des abcès froids de l'espace sous-pleural. Nous la résumerons en quelques mots, par période, sans insister trop sur un point si bien classé aujourd'hui.

Au début et jusqu'à Leplat, on fit, de toutes les collections purulentes de la paroi, une conséquence fatale des lésions costales, carie, nécrose, ostéites diverses ; celles-ci reconnaissent presque toujours, d'après les auteurs, une origine traumatique, suivant les théories alors classiques de Lany et Sedillot. Les pressions, les frottements exercés et répétés sur le thorax étaient autant de traumatismes produisant les lésions costales, causes elles-mêmes de l'abcès. C'est là une première période que nous pourrions appeler mécanique.

Puis viennent les travaux de Leplat, où cet auteur expose

une pathogénie toute nouvelle et bien hardie pour l'époque ; il s'efforce de faire jouer aux pleurésies récentes ou anciennes un rôle capital dans la formation des abcès froids de la paroi thoracique ; sans doute il admet que les os cariés peuvent donner naissance à de semblables collections ; mais, pour lui, ce n'est pas à une telle origine que se raccorde la grande majorité des abcès de la paroi. Voici, d'ailleurs, les conclusions de Leplat sur ce sujet : « Les inflammations de la plèvre, au lieu de se limiter au tissu primitivement envahi, ont des retentissements morbides sur les tissus environnants, et sont cause, dans certaines circonstances, des abcès chauds ou froids des parois thoraciques ; la carie et la nécrose des côtes sont vraisemblablement trop volontiers invoquées comme origine des abcès pariétaux. Souvent, dit-il ailleurs, un pleurétique de l'hôpital a à peu près guéri de son affection interne, et ce n'est que quelques mois après son départ qu'il revient avec une tumeur suppurée des parois de la poitrine ; la cause première de la phlegmasie secondaire est déjà trop loin pour qu'on y apporte toute l'attention qu'elle mérite, et, d'ailleurs, avec le temps, au contact prolongé du pus, le périoste des côtes finit par s'enflammer, par se détruire ; il en résulte une carie et une nécrose ; c'est la troisième étape de la maladie ; tout lui est rapporté, l'effet devient la cause, l'esprit se repose satisfait ».

Les pathologistes de l'époque de Leplat reconnurent comme justes les suppurations post-pleurétiques dont il parle ; mais ces idées, auxquelles on tend de plus en plus à revenir, étaient pour ainsi dire trop prématurées, et, en avance sur son époque, on revint à la théorie première. Avec Ganzot, Choné, les abcès dits de Leplat furent oubliés. L'unique cause des abcès froids fut précisée, et on en fit une dépendance d'une lésion du périoste, dont les travaux de Kiener et de Paulet démontrèrent la nature tuberculeuse. C'est là une troisième étape dans l'histoire de ces inflammations chroniques. Mais bientôt à la théorie de la périostite tuberculeuse se substitue celle de l'ostéite, gagnant le périoste dont les lésions furent ainsi reléguées au second plan, et Peyrot écrit à ce sujet : « La lésion tuberculeuse commence presque toujours par les couches superficielles de l'os, et se propage de là au périoste..... il n'y a pas lieu de maintenir la distinction entre les abcès par périostite et les abcès par congestion d'origine costale ». C'est là l'opinion classique jusqu'à ces derniers temps où commence à se dessiner nettement l'histoire de l'abcès froid sous-pleural. Landouzy, en soutenant que toutes les pleurésies sont de nature tuberculeuse, Sanchez Toledo, en étudiant les lymphatiques du thorax, rendirent compréhensible la pathogénie des abcès de Leplat ; leur existence, jusqu'alors oubliée, fut démontrée par Souligoux. A la suite de ce dernier, les travaux se sont multipliés, et il n'est plus personne qui ne pourrait dire avec Bonnel, en 1891, « que les abcès thoraciques ont toujours, à quelques exceptions près, une origine tuberculeuse ».

On admet donc que l'abcès froid sous-pleural peut reconnaître une origine pleurale, mais encore qu'on peut le voir survenir, comme lésion secondaire, accompagnant les ostéites costales ou du sternum, ainsi que les anciens auteurs l'avaient compris autrefois.

Nous adopterons la classification suivante, que nous a donnée le professeur Estor ; on peut dire que c'est elle qui résume le mieux, actuellement, la pathogénie des abcès froids souspleuraux ; nous diviserons donc ceux-ci comme il suit :

ABCÈS FROIDS.

SUITE DE CARIE OSSEUSE.
- colonne vertébrale.
- sternum.
- côtes.

SUITE DE PLEURÉSIE. . .
- par continuité de tissu.
- par adénite tuberculeuse.
- par lymphangite.

Nous suivrons une division à peu près analogue dans l'étude des péripleurites aiguës, et, suivant les conseils de notre Maître, nous nous occuperons successivement des :

1° Abcès chauds primitifs ;

2° Des abcès chauds secondaires consécutifs.

Cette classification dissocie donc en deux grands groupes l'ensemble formé par les abcès froids de la paroi thoracique, qui semblait si solide, puisque les anciens en réduisaient l'étiologie à la seule carie costale. Mais elle répond mieux aux faits ; elle est, pourrions-nous dire, la synthèse de tous les travaux actuels et s'applique à tous les faits connus et concilie toutes les conceptions anciennes et récentes.

CHAPITRE III

A) ETIOLOGIE ET PATHOGÉNIE DES ABCÈS FROIDS
SOUS-PLEURAUX

L'abcès froid sous-pleural est, pour les auteurs, la lésion la plus fréquente et la mieux reconnue du tissu cellulaire qui double la plèvre pariétale. Sa laxité, sa richesse en vaisseaux et en ganglions lymphatiques, nous expliquent pourquoi les lésions des parties voisines ont sur lui un retentissement aussi facile. Ces collections purulentes secondaires sont d'ailleurs les seules qu'on y observe. On ne connaît pas d'abcès froids primitifs de l'espace sous-pleural. La gomme tuberculeuse, le tuberculome n'a pas ici l'abondance extrême du tissu cellulaire nécessaire à son développement, et la région est à l'abri des multiples causes d'irritation de ces micro-traumatismes, qui facilitaient si singulièrement les localisations tuberculeuses du tissu cellulaire. La région est profonde, les inoculations primitives du bacille de Koch, causes du tuberculome, y seront donc très difficiles.

Nous ne voulons pas être trop exclusif et dire que l'abcès froid sous-pleural primitif n'existe pas ; mais on n'en connaît aucun cas certain ; il est d'ailleurs impossible de les diagnostiquer en clinique. On ne reconnaîtrait une telle lésion que lorsque le processus tuberculeux aurait déjà envahi les organes voisins, au point qu'il serait malaisé de préciser le point de départ de l'affection. Nous admettrons donc que toutes les collections tuberculeuses sont secondaires à des lésions des côtes, du sternum, du rachis, envahissant de dehors en dedans le tissu cellulaire sous-pleural ou, au contraire, à des lésions pleurales marchant en sens inverse.

Nous allons commencer leur histoire par l'étude des abcès froids consécutifs à une lésion du rachis.

I. Abcès froids sous-pleuraux d'origine vertébrale

On a dit des abcès ossifluents du mal de Pott dorsal qu'ils pouvaient suivre toutes sortes de directions et se faire jour dans toutes les régions anatomiques du tronc. Cette opinion trop exclusive est cependant motivée par la marche si variée du pus, issu d'un foyer vertébral ; une de ces étapes les plus intéressantes est, sans contredit, celle qui a pour résultat d'aboutir à la formation d'abcès ordinairement considérables dans le tissu cellulaire sous-pleural.

L'envahissement de ce dernier peut s'expliquer au point de vue anatomique par la disposition même de la plèvre pariétale. Celle-ci, surtout à droite, tapisse les faces latérales d'abord et une partie de la face antérieure des corps vertébraux pour former le cul-de-sac rétro-œsophagien, tandis qu'à gauche elle passe directement des faces latérales des vertèbres sur le médiastin. Là, comme ailleurs, cette plèvre pariétale est doublée de tissu cellulaire et on comprend très bien, au point de vue anatomique, la propagation d'une tuberculose vertébrale à cet espace sous-pleural.

Tous les auteurs signalent d'ailleurs cette marche des abcès ossifluents. « Le pus, disent les trois agrégés, peut fuser le long de l'œsophage jusque dans le médiastin postérieur. Là, il soulève la plèvre et l'aponévrose endothoracique... tantôt il se vide dans la plèvre où il occasionne une péripleurite suppurée, tantôt il perfore la paroi thoracique et apparaît à la face posté-rieure du thorax ». Boyer, Lannelongue, Bouvier signalent les mêmes faits, et nous croyons inutile de citer leur opinion sur une question admise par tous.

Est-ce à dire que c'est là la localisation fréquente des abcès par congestion ? Les observations en sont rares, mais bien démonstratives.

Deux conditions essentielles sont nécessaires, selon nous, pour que le pus des vertèbres fuse dans le tissu cellulaire sous-pleural. La première, c'est que la lésion osseuse primi-tive siège au niveau de la région cervico-dorsale. On a vu des collections ossifluentes remonter au devant du rachis et Bouvier a cité trois exemples classiques de cette marche anormale du pus ; mais ce sont là des exceptions et l'abcès suit habituelle-ment les lois de la pesanteur.

Une autre condition, c'est que l'ouverture du foyer caséeux se fasse sur les faces latérales plutôt que sur la face antérieure des corps vertébraux. Un abcès s'ouvrant sur la ligne médiane suivra dans sa marche le tissu cellulaire pré-vertébral et vien-dra se collecter au-dessous du diaphragme au niveau du psoas ou dans la fosse iliaque le plus souvent. Au contraire, un abcès se faisant jour au niveau des articulations costo-vertébrales ou des faces latérales de la vertèbre pourra, lui aussi, fuser le long du rachis, mais d'après l'anatomie on comprend qu'il puisse suivre le tissu sous-pleural et l'envahir progressivement.

Arrivé dans cet espace, le pus caséeux peut prendre plu-sieurs directions. Souvent, on le voit décoller la plèvre parié-tale, s'insinuer dans l'ouverture postérieure de l'espace inter-costal, au point où cesse le muscle intercostal interne et venir faire saillie, soit sur les parois latérales du thorax, soit à sa face antérieure ; mais on peut aussi le voir remplir le cul-de-sac costo-diaphragmatique et faire alors saillie à la partie postérieure du thorax, comme notre observation en est un exemple. Il semble que dans l'un et l'autre de ces cas, on peut admettre que l'abcès reconnaît une origine mixte. Il provient en grande partie de la lésion vertébrale, mais il peut aussi provenir de la fonte d'un ganglion caséeux, latéral au rachis et envahi par lymphangite tuberculeuse d'origine vertébrale.

La marche de semblables collections, leurs symptômes, leur terminaison, varient suivant le siège du foyer vertébral. Nous en renvoyons plus loin l'étude pour publier l'observation personnelle que nous possédons et que nous devons à la bienveillance du professeur Estor.

Observation Première

(Inédite)

Recueillie dans le service du professeur Estor.

A... M..., âgé de 6 ans, entre à l'hôpital le 22 mars 1897.

Antécédents héréditaires. — Père mort, mère en bonne santé. Trois frères et deux sœurs en bonne santé.

Début de la maladie actuelle. — A l'âge de 2 ans, 6 mois après le commencement de la maladie, il a été conduit dans le service de M. le professeur Forgue, et on lui a appliqué plusieurs corsets de Sayre. Il est resté 15 mois dans le service. Pendant cette période, il a eu un abcès qui s'est ouvert spontanément au pli de l'aine gauche. Il était complètement paraplégique.

L'enfant a été soigné plus tard par M. de Rouville, qui a appliqué des corsets plâtrés et l'a envoyé à Balaruc.

Etat actuel (23 mars). — Il existe une très forte gibbosité s'étendant de la neuvième vertèbre dorsale à la quatrième lombaire. La courbe formée par la gibbosité est assez régulière.

La percussion de la colonne vertébrale n'est pas douloureuse. En avant, la déformation thoracique n'est pas très accentuée, le ventre est volumineux ; le thorax un peu évasé à sa base comme celui des rachitiques. Nombreuses cicatrices, vestiges de l'abcès déjà indiqué, dans le pli de l'aine gauche.

Rien à signaler du côté des membres inférieurs; l'enfant marche bien, la sensibilité est bien conservée. Rien aux poumons; bon appétit, bon sommeil. Taille 0m85.

Opération (29 mars). — Anesthésie à l'éther mal supportée.

Nous pratiquons le redressement forcé avec l'aide de M. le professeur Dubrueil. Dès que l'on place l'enfant dans le décubitus abdominal, il se cyanose et la respiration s'embarrasse. Aussi le redressement est-il opéré sans que l'anesthésie soit complète. On entend très bien, pendant l'opération, des craquements osseux et nous sentons la colonne vertébrale s'affaisser sous la pression. Il a fallu s'y reprendre à trois reprises pour obtenir un résultat incomplet, mais satisfaisant. Les manœuvres n'ont eu aucun retentissement sur la moelle.

L'enfant a été immobilisé dans un appareil plâtré, comprenant la tête, le cou, le thorax et la plus grande partie de l'abdomen. Cet appareil, très massif, a un poids considérable et on se demande si dans les opérations ultérieures il ne pourrait pas être remplacé par un appareil orthopédique moins gênant.

9 avril. — L'enfant ayant eu de la fièvre (39°), nous enlevons l'appareil plâtré et le remplaçons par un autre appareil comprenant la face postérieure de la tête et du cou et les faces postérieure et latérale du thorax. Il est fait avec de la tarlatane trempée dans le plâtre et appliquée sans interposition de coton.

12 mai. — On enlève l'appareil plâtré et l'on trouve deux eschares ayant les dimensions d'une pièce de 2 francs, ayant occasionné une suppuration abondante. On se contente de mettre un simple pansement et on supprime l'appareil plâtré.

19 mai. — Les eschares vont très bien, et on pourra bientôt mettre un autre plâtré.

30 septembre. — On s'est aperçu il y a huit jours de l'existence d'une tuméfaction siégeant au-dessus du pli de l'aine gauche; il s'est formé à ce niveau un abcès froid que nous ouvrons aujourd'hui. Cet abcès, très volumineux, occupe le psoas iliaque et descend jusqu'à l'insertion fémorale de ce muscle; on fait une large incision de 5 centimètres au-dessus du pli de l'aine, et une contre-ouverture au niveau du petit trochanter. Drainage à la gaze iodoformée.

6 octobre. — Le malade a eu hier soir 39°9. Cette élévation de la température est due à la rétention du pus. On place un gros tube à drainage.

10 octobre. — Ecoulement de pus bleu ; pansement à l'iodoforme.

6 décembre. — Durant tous ces jours derniers, la température a présenté de grandes oscillations thermiques.

Nous trouvons à la face postérieure du thorax et à droite, dans le neuvième espace intercostal, un abcès de forme hémisphérique ayant 8 centimètres de diamètre. Cet abcès est ouvert, et une quantité abondante de pus jaillit aussitôt avec force à l'extérieur.

Nous nous sommes efforcés de préciser le siège exact de la collection purulente.

Il nous a paru que le pus ayant son point de départ dans une carie vertébrale (corps de la vertèbre) avait décollé le feuillet pariétal de la plèvre droite et avait suivi ensuite le 9° espace intercostal. En ouvrant l'abcès, nous n'avons pas entendu, en effet, le sifflement caractéristique de l'introduction de l'air dans la plèvre ; de plus la collection est située sous la côte ; nous pensons donc qu'il s'agit d'un abcès compris entre la face interne des côtes et le feuillet pariétal de la plèvre droite. On draine au moyen de deux tubes dont l'un est dirigé vers en haut, tandis que l'autre est placé dans la partie inférieure du trajet.

8 décembre. — Pansement. Etat général meilleur. La fièvre est tombée.

L'eau bouillie ressort propre dès le début du lavage.

2 février. — Nous explorons avec une sonde cannelée l'abcès sous-pleural ; elle s'engage dans un trajet dirigé de bas en haut et de dehors en dedans, et qui aboutit en pleine gibbosité. Nous sentons un point osseux carié ; il paraît donc établi aujourd'hui que cet abcès sous-pleural a une origine vertébrale.

24 mars. — La plaie suppure toujours ; la température atteint ces jours-ci 39°. Il est bien évident qu'il faudrait réséquer une où plusieurs côtes, pour arriver à une guérison complète ; mais l'état trop faible du malade ne nous permet pas une pareille intervention.

Si nous dépouillons cette observation, nous voyons qu'elle s'adapte parfaitement à notre travail. L'enfant porteur de la lésion est un pottique ancien, dont les lésions maxima sont à la région dorsale. Le pus parti de ce point se collecta dans le tissu cellulaire sous-pleural, au point où la plèvre se réfléchit de la paroi thoracique sur le diaphragme. La collection volumineuse avait repoussé nettement la plèvre pariétale contre le poumon, que l'on sentait nettement sous le doigt. Enfin la palpation conduisait directement sur le rachis, point de départ des lésions.

Il s'agit là, évidemment, d'un abcès froid sous-pleural, d'origine vertébrale.

II. ABCÈS FROIDS SOUS-PLEURAUX D'ORIGINE STERNALE

Le sternum est un des os qui font le plus facilement du tubercule. Sa situation superficielle l'expose aux traumatismes; sa nature spongieuse et surtout l'intensité de ses phénomènes nutritifs que témoigne la coloration rouge de sa moelle le rendent comparable au bulbe des os longs. Aussi n'y a-t-il rien d'étonnant que Lannelongue en fasse un des sièges de prédilection de la tuberculose osseuse et que nombre d'abcès froids des parois thoraciques puissent être attribués à sa carie. Ceux-ci, appelés péri-sternaux par les classiques, sont aussi fréquents que la tuberculose sternale. Ils siègent soit sur la face antérieure de l'os, soit sur ses bords externes, soit sur sa face postérieure, ce qui est le cas le plus fréquent. Dans ce cas, il y a presque toujours participation, envahissement secondaire du tissu sous-pleural; et celui-ci est facile à admettre pour deux raisons : tout d'abord, à cause des rapports de la face postérieure de l'os avec cette atmosphère celluleuse, ensuite parce que sur le bord externe du sternum se trouve la chaîne des ganglions dits sternaux, auxquels aboutissent les lymphatiques de l'os. L'infection, la marche du pus sont dès lors faciles à comprendre. La collection purulente a une tendance marquée à se porter sur les bords latéraux de l'os. On peut dire d'ailleurs qu'il n'en sera pas toujours ainsi pour les abcès qui ont leur point de départ sur la face postérieure de l'os ; ils ne peuvent que se porter sur ses bords et, par suite, envahir l'espace sous-pleural qui les limite.

Un point assez curieux dans l'étude de ces abcès, c'est qu'ils se font jour surtout dans les parties droites du thorax ; cela tient à une disposition anatomique favorisant et expliquant clairement cette marche. La plèvre droite, en effet, s'avance vers la ligne médiane et la dépasse sur la face postérieure du sternum pour se rapprocher de son bord gauche, et cela sur toute la hauteur de l'os. Il s'ensuit qu'une lésion tuberculeuse de sa face postérieure aura plus de tendance à suivre le tissu cellulaire sous-pleural du côté droit que du côté gauche, et c'est ce qu'on observe, avons-nous dit, dans la majorité des cas.

Bridée par le plan osseux en avant et la plèvre qui réagit et s'enflamme localement en arrière, la collection purulente amène souvent des désordres considérables du côté de l'os, avant de s'être traduite par un signe clinique bien appréciable. On trouve nombre d'observations mentionnant des lésions osseuses graves. Nous les avons parcourues, et il serait facile de démontrer, avec preuves à l'appui, la fréquence de la tuberculose sternale. Malheureusement les auteurs qui en donnent la relation ont peu insisté sur leur propagation au tissu cellulaire sous-pleural. On peut toutefois citer nombre de cas où elles existent. Nous en donnerons quelques exemples.

Observation II

Tuberculose sternale. Résection du sternum.

(Lefort, *in* thèse Bonnaud, Paris, 1891. Résumée).

Homme de 54 ans, bronchitique, ayant eu déjà plusieurs abcès, un en 1879, un autre en 1881, deux autres en 1882, et présentant, à son entrée à l'hôpital Necker, quatre orifices fistuleux, échelonnés sur le bord droit du sternum, et un cinquième orifice situé dans le premier espace intercostal gauche.

Un stylet recourbé est facilement introduit à la face postérieure du sternum, et permet de constater la dénudation de cet os sur une grande étendue.

Opération le 30 avril 1885. Résection de toute la pièce moyenne du sternum et des 2e, 3e, 4e, 5e et 6e cartilages costaux droits, conduisant dans une poche « dont les bords sont formés par une membrane épaisse non tomenteuse recouvrant sans interruption les organes du médiastin, soulevée à la partie inférieure par les battements du cœur ». La face profonde de la partie du sternum enlevée est toute cariée.

Le malade, aliéné, arrache plusieurs fois les pièces du pansement et refuse toute alimentation ; il meurt trois jours après.

A l'autopsie, on trouve les poumons sains. A l'angle supérieur et gauche de la plèvre, existe un petit orifice aboutissant à une poche formée par la face postérieure des deux premières côtes à leur partie antérieure, et par la face externe de la plèvre décollée et refoulée à ce niveau. La face postérieure des côtes est cariée.

Cette observation nous semble probante. On ne trouve aucune lésion pulmonaire, donc le sternum fut atteint primitivement. L'opération conduisit dans une poche rétro-sternale, c'est-à-dire siégeant entre la plèvre, les cartilages costaux réséqués et l'os. Enfin, une trouvaille d'autopsie fit reconnaître, à la partie supérieure et antérieure du thorax, à gauche, une petite poche formée également aux dépens de l'espace sous-pleural, due probablement à un envahissement secondaire des ganglions de la première fossette rétro-sternale par le processus tuberculeux. Notons que cet abcès ne se traduisit en clinique par aucun signe net.

Observation III

In-Thèse Souligoux (Résumée)

H..., 16 ans, entre à l'hôpital pour ostéite chronique du sternum. Pas d'antécédents héréditaires ou personnels.

Une bronchite, il y a un an, mais sans hémoptysies ou amaigrissement. En juillet 1891, apparition d'une tumeur sur la ligne médiane à l'union de la première et deuxième pièce sternale. Cette tumeur molle, fluctuante et indolente, incisée, livre passage à du pus et se fistulise.

En octobre 1891, apparition d'une nouvelle tumeur un peu au-dessous de la première.

A son entrée à l'hôpital il existe : 1° une fistule sur le bord gauche du sternum et dans le troisième espace ; 2° immédiatement en dedans de celui-ci une tumeur molle fluctuante, non réductible, sans communication avec le trajet fistuleux.

Ablation presque complète de la première pièce du sternum par Lefort. Le malade conserve un trajet fistuleux qui suppure, et meurt en mars 1892.

A l'autopsie. — Sternum nécrosé dans toute son étendue sur la face postérieure, alors qu'à la face antérieure, la lésion est limitée. Tous les ganglions des fossettes rétro-sternales sont caséeux. Les muscles intercostaux sont perforés par des traînées fongueuses.

Au niveau de l'articulation costo-vertébrale de la troisième côte, vaste collection purulente, cause probable de la mort avec carie costale sur une étendue de 4 centimètres.

La plèvre offre les traces d'une pleurésie fibrineuse et est tapissée de fausses membranes; le poumon est sain.

Cette observation, malgré l'existence d'une pleurésie, nous paraît être celle d'une tuberculose sternale primitive. Les poumons du malade sont sains, fait très important. S'il est vrai que, dans beaucoup de cas, la pleurésie séro-fibrineuse est tuberculeuse, ici il semble que la présence de poumons sains doit faire rejeter cette hypothèse. On ne s'expliquerait pas pourquoi la tuberculose aurait envahi le sternum et non le poumon, alors qu'une bronchite en faisait un organe faible. L'étendue des lésions sternales, la mort du sujet sans autre manifestation tuberculeuse que la lésion sternale et un abcès froid, sont aussi en faveur de la tuberculose osseuse primitive. Dans ce cas, le pus s'était formé entre l'os et la plèvre avec vaste poche, et sur le vivant « un stylet introduit dans le trajet pénétrait facilement à travers l'espace intercostal et arrivait sur le péricarde ; abandonné à lui-même, il était animé de soubresauts isochrones aux pulsations cardiaques ». Il s'agit d'une poche ayant décollé la plèvre des côtes, c'est-à-dire s'étant formée aux dépens du tissu sous-pleural. De là, le pus, comme l'a montré l'autopsie, n'aurait pas tardé à former une tumeur dans l'espace intercostal, puisqu'on trouve déjà « les muscles intercostaux internes perforés par des traînées fongueuses ». Remarquons aussi que, dans ce cas, l'abcès postérieur était lui aussi développé dans l'espace sous-pleural, et que « la lésion avait suivi dans son évolution, d'une façon absolue, la voie lymphatique ».

Citons encore une observation de tuberculose sternale, due à Tuffier, qui porte le numéro 67 de la thèse de Souligoux, et que cet auteur emprunte à Bonnel.

Observation IV

Carie sternale. Résection presque complète du sternum
(Communiquée par M. Tuffier. — Thèse de Bonnel)

C... entre le 20 août 1888 à l'hôpital Cochin, salle Boyer, n° 18, pour se faire soigner d'une affection chronique du sternum. C'est un garçon de 25 ans assez pâle, maigre, mais bien développé ; il n'a pas d'antécédents dignes d'être racontés.

Au mois de janvier 1885, il vit apparaître, sans aucune cause connue, une petite tumeur au niveau du tiers inférieur du sternum. Cette tuméfaction était indolente, du volume d'une noix. La peau, d'abord normale à son niveau, devint rouge à mesure que la tumeur se développait. En même temps se manifestèrent des quintes de toux et une certaine anxiété respiratoire ; trois mois après le début de ces accidents, au mois de mars, il se fit brusquement une rupture spontanée de la tumeur ; une quantité notable de liquide s'écoule et les accidents de toux et de dyspnée disparaissent. Mais l'écoulement du pus persista, et l'ouverture devint fistuleuse pour s'oblitérer de temps en temps.

L'état général du malade restait excellent, et notre homme continua son métier de papetier pendant trois ans, jusqu'au commencement de l'année 1888.

Alors survinrent quelques douleurs au niveau du sternum. La suppuration augmenta, les forces diminuèrent, le malade fut obligé d'entrer à l'hôpital.

C'est à ce moment que M. Tuffier l'examina. Il trouva au niveau du tiers inférieur du sternum une tuméfaction du volume d'une mandarine empiétant sur le côté gauche de la région, tuméfaction violacée, dure, adhérente au sternum et présentant à son centre une fistule. Elle conduit le stylet jusqu'à l'os dénudé et friable.

La tumeur et son exploration sont indolentes.

L'examen de la plèvre et du poumon ne relève aucune altération, aussi bien au voisinage de la fistule que du côté des sommets.

L'état général est assez satisfaisant. Le diagnostic de tuberculose du sternum s'impose.

Cependant M. Tuffier, avant toute intervention, ordonne l'huile de foie de morue à haute dose et des pilules d'iodoforme.

Le résultat de ce traitement général ne pouvait être douteux, il fallait intervenir.

Opération (28 août). — M: Tuffier fait sur la fistule une longue incision cruciale dont les deux traits viennent se croiser au niveau de l'ouverture de la fistule. Autour d'elle existe une masse fibro-caséeuse qu'il extirpe par dissection. L'os au-dessous est dénudé, perforé, friable et nettement tuberculeux; il est évidé à la curette tranchante.

A travers les perforations on aperçoit des fongosités sous lui.

La perte de substance, véritable trépanation, présente le volume du pouce. Constatant l'envahissement du médiastin, il fallait se mettre en devoir de réséquer le sternum. Pour cela, M. Tuffier décolle toutes les parties molles y compris le périoste; il obtint ainsi quatre lambeaux qu'il fit décliner en passant quatre fils aux quatre pointes. L'os fut ainsi mis à nu. Introduisant alors une grosse sonde cannelée, fortement recourbée sous cet os, il fit glisser une des branches d'une pince coupante dans la cannelure et put ainsi commencer la section de l'os.

Il détacha plusieurs triangles osseux par ce moyen et se fit ainsi une grande ouverture par laquelle on put explorer le médiastin. Il était rempli de fongosités de haut en bas. La face postérieure du sternum était rugueuse et dénudée dans la plus grande partie de son étendue.

M. Tuffier ne s'arrête pas là, il continue la résection du sternum et des côtes avec la pince coupante.

La partie restante du sternum était soutenue par un davier et les parties profondes étaient repoussées avec une valvule plate. Le cœur bat au fond de la plaie. Tout le sternum est enlevé, il ne s'arrête qu'au deuxième espace intercostal en haut. Là les fongosités s'arrêtent, la face postérieure du sternum est adhérente à son périoste normal et n'est pas dénudée. Chemin faisant, le cinquième et le quatrième cartilage avaient été réséqués dans l'étendue de trois centimètres.

La même résection est continuée en bas, sauf l'appendice xiphoïde, le dernier centimètre sur lequel s'insère le diaphragme.

Cette résection terminée, M. Tuffier se trouva en présence d'une large excavation étendue du deuxième espace intercostal jusqu'à la

pointe xiphoïdienne, limitée de chaque côté par les cartilages intercostaux sans appui et formée profondément par une masse fongueuse,
qui tapisse le péricarde et le cœur dont on voit les battements.

Ces fongosités sont grattées avec le plus grand soin à la curette
tranchante, poursuivant tous les bourgeons de mauvaise nature dans
tous les recoins de la plaie, l'opération fut ainsi terminée.

Réunion des quatre lambeaux, drainage au point déclive. Pansement iodoformé et ouaté.

Suites opératoires. — Elles sont nulles. Le troisième jour, le premier pansement ainsi que le drain est enlevé. Le 8 septembre, la
plaie est réunie partout, sauf à l'ancienne place du drain. Pendant
tout ce temps, le malade, étendu sur le dos, n'a présenté aucun
accident du côté de l'appareil respiratoire. Le cœur a fonctionné
normalement.

Pendant les semaines suivantes, la cicatrice resta parfaite, mais
l'orifice par lequel le drain entrait persista. L'état général du malade
était parfait, notre homme se promenait sans aucune douleur ; la
cicatrice prenait, de jour en jour, une consistance plus ferme. Le
5 décembre, résolu à en finir avec cet orifice fongueux, M. Tuffier
endort de nouveau le malade, explore la petite plaie et trouve, au
fond, un petit séquestre ; séance tenante, la plaie est agrandie, le
fragment osseux libéré et enlevé. Il avait le volume d'une noisette
et était développé au niveau de l'appendice xiphoïde. Le trajet et la
cavité sont grattés.

Même pansement iodoformé et ouaté. Continuation du traitement
général par l'huile de foie de morue et l'iodoforme.

15 janvier. — Le malade quitte l'hôpital complètement guéri.

10 mars. — M. Tuffier reçut de ses nouvelles ; il lui écrivait pour
lui annoncer qu'il avait repris son travail habituel, qu'il ne souffrait
pas et qu'il pouvait exécuter tous les mouvements de sa profession,
lui adressant en même temps les remerciments les plus chaleureux.

Sur une invitation de M. Tuffier, il revient à l'hôpital.

Voici ce qu'on trouva. Le thorax était un peu rétréci à partir de la
deuxième côte. La cicatrice est solide ; une aiguille enfoncée à ce
niveau tombe sur une surface osseuse régulière. A partir de la quatrième côte, la peau est froncée, la cicatrice est dure, mais nulle
part n'existe de trace de substance calcaire ou osseuse ; il n'y a donc
eu que régénération partielle de l'os. L'état général est bon, les
mouvements ne sont pas gênés et la respiration s'exécute librement.

Il s'agit là, bien évidemment, d'une tuberculose sternale. Souligoux en fait un cas douteux comme origine, à cause des lésions observées du côté des parties profondes. Nous croyons, au contraire, qu'il s'agit d'une tuberculose osseuse primitive. Le sujet n'avait pas d'antécédents pleuraux ou pulmonaires, pouvant rendre admissible l'hypothèse d'une infection pleurale primitive et l'examen des poumons et des plèvres, pratiqué avant l'opération, n'en révéla aucune altération. Aucun trouble respiratoire consécutif à l'intervention ne fut, d'ailleurs, observé. On doit donc, il semble, repousser l'hypothèse d'une lésion osseuse secondaire, et admettre ici qu'il s'agit bien d'une tuberculose primitive de la face postérieure du sternum, dont les produits caséeux s'infiltrant dans le tissu cellulaire sous-pleural avaient inoculé secondairement, mais localement, la paroi externe de la plèvre pariétale, formant ainsi une collection trouvée très étendue ; celle-ci causait des phénomènes dyspnéiques intenses qui disparurent, d'ailleurs, lorsque la poche, gagnant les plans superficiels, se fut ensuite ouverte spontanément et fistulisée.

Nous n'avons cité que trois observations de tuberculose sternale avec propagation au tissu cellulaire sous-pleural, que parce que nous les avons voulues typiques. Dans chacune d'entre elles, il faut noter l'absence de signes pleuro-pulmonaires, l'absence de lésions pulmonaires à l'autopsie (observations II et III) ; l'absence d'orifice fistuleux, si minime soit-il, indiquant la participation ou la présence d'une collection pleurale, comme nous en verrons souvent dans la suite. Nous croyons donc pouvoir conclure que la tuberculose sternale primitive existe et, ce qui surtout nous intéresse, qu'elle peut facilement se compliquer d'abcès siégeant dans le tissu cellulaire sous-pleural.

Abcès froids sous-pleuraux, suite de carie costale

Restent, maintenant, à étudier les abcès froids de l'espace sous-pleural, consécutifs à une carie costale primitive. Leur existence est actuellement un des points les plus discutés de la pathologie des parois thoraciques. Tandis qu'autrefois la carie costale était, pour ainsi dire, l'unique cause des abcès du thorax, elle tend, aujourd'hui, à être éliminée de plus en plus. Nul ne songe à en nier l'existence, mais la tendance actuelle semble devoir en faire, avec Souligoux, une tuberculose secondaire, manifestation ou plutôt lésion surajoutée à une tuberculose pleurale primitive ; celle-ci, produisant de la lymphangite tuberculeuse, inoculerait le tissu cellulaire sous-jacent aux plèvres et les ganglions qui y sont inclus ; ou bien, tous devenus caséeux, ceux-ci donneraient naissance à une collection suppurée qui, dans sa marche à l'extérieur, rencontre forcément la côte dont la lésion serait ainsi secondaire.

Nous verrons plus loin quelles sont les preuves qu'accumulent les partisans de cette opinion. Sans vouloir entrer dans une discussion trop longue, on peut dire d'avance que leur théorie est trop exclusive.

La tuberculose primitive des côtes existe, admise partout, comme nous l'avons vu aussi pour le sternum.

Sans doute, elle peut être secondaire, et on en a de nombreux exemples.

Mais, comme tous les os, la côte peut être envahie d'emblée par le bacille de Koch ; elle remplit, pour cela, toutes les conditions nécessaires. Elle est spongieuse, très vasculaire, et, comme le sternum, renferme de la moelle rouge. Elle peut donc, comme lui, être comparée au bulbe des os longs, et, comme ceux-ci, être considérée comme un milieu de culture favorable au tubercule. Ce qui le prouve, c'est la fréquence de la carie costale primitive ou secondaire.

Une condition semble, d'après la disposition anatomique des côtes, nécessaire pour que leur inflammation se propage au tissu sous-pleural, c'est la localisation de leur lésion à leur face postérieure. On sait, en effet, que celles-ci, souvent assez limitées, peuvent siéger soit sur la face antérieure des côtes, soit sur leurs bords, ou, enfin, sur leur face postérieure. Une tuberculose circonscrite à la face antérieure évoluera comme toute collection suppurée vers les plans superficiels, rien ne s'opposant à la marche en avant du pus ; celui-ci formera une collection unique et d'apparition précoce.

Il en sera tout autrement si le pus siège à la face postérieure de l'os. Dans ce cas, les produits caséeux auront à vaincre la résistance du plan osseux d'abord, et celle du plan musculaire ensuite. Il est de règle que le pus marche vers la peau ; mais, avant de l'atteindre, il faudra qu'il se collecte entre la plèvre et la côte, c'est-à-dire qu'il forme une poche plus ou moins étendue du côté de l'espace sous-pleural. La plèvre, les ganglions pré-vertébraux et rétro-sternaux seront le plus souvent envahis par des fongosités, lorsque le pus, dissociant les fibres des intercostaux, arrivera aux plans superficiels. Une nouvelle collection sera formée et le trajet qui réunira les deux poches sera souvent très réduit, comme le montrent les nombreuses observations de Souligoux et de Marmarian.

Une carie costale du bord supérieur ou inférieur de la côte aura moins de tendance à envahir les plans profonds que celle de la face postérieure. Nous ne voulons pas être trop exclusif et dire que le tuberculome sous-pleural sera toujours consécutif à une inoculation directe venant de l'os, et nier le rôle joué par les lymphatiques, dans la marche rétrograde des lésions. Mais, tandis qu'on peut admettre et démontrer le premier mode d'infection, le second semble plus hypothétique, et surtout d'une démonstration anatomique difficile.

Prenons, par exemple, le cas d'une côte cariée à la fois sur ses faces antérieure et postérieure, les lésions de cette dernière face étant peu marquées. Une collection sous-pleurale a été la conséquence de cette tuberculose locale. Peut-on dire que celle-ci est due à la lymphangite tuberculeuse ayant véhiculé l'infection des plans superficiels aux profonds, ou, qu'au contraire, elle a sa source dans les lésions de la face postérieure de l'os? C'est là une question difficile à résoudre. Des observations précises pourront seules renseigner sur ce point.

En ce qui nous concerne, il nous semble plus rationnel d'admettre que les abcès froids de l'espace sous-pleural dépendent surtout des lésions de la face postérieure des côtes, sans nier toutefois le rôle des lymphangites qui peuvent propager la lésion de la face antérieure d'une côte à sa face postérieure.

Nous allons donner ici quelques observations de carie des côtes, primitive, avec collection suppurée sous-pleurale. Comme nous l'avons fait pour le sternum, nous avons choisi au milieu du grand nombre de cas publiés, ceux qui nous ont paru les plus probants. Etant donné la tendance actuelle de subordonner la carie costale à des lésions spécifiques de la plèvre, nous avons éliminé toute observation qui nous a paru suspecte de ce côté.

Observation V

Carie costale (empruntée et résumée de la thèse de Bonnel, Paris 1891).

C.... (Pierre), 33 ans, journalier; entré à l'hôpital, le 31 janvier 1891. Pas d'antécédents héréditaires.

Bonne santé habituelle, sauf une fièvre typhoïde en 1887. En mars 1890, apparition, au niveau de la huitième côte gauche, d'une tumeur molle, fluctuante et indolore, reconnue pour un abcès froid. Il est ouvert par M. Auger qui resèque une portion de la côte. La plaie se ferme mal ; il reste un trajet fistuleux.

Etat actuel. — Etat général bon ; le malade vigoureusement musclé n'a pas de lésions pulmonaires. Dans le huitième espace intercostal gauche, cicatrice de l'opération antérieure avec trajet fistuleux qui conduit sur la huitième côte.

Le 16 mars opération. Après grattage et résition du trajet fistuleux, large incision transversale de 12 centim. au niveau de la neuvième côte. On tombe sur des foyers caséeux fusant à travers les muscles ; nouvelle incision verticale de 12 cent., rejoignant la première. On resèque alors les 5e, 6e, 7e, 8e, 9e, 10e et 11e côtes. A la face interne de chaque côte on trouve de petits foyers caséeux fusant entre la plèvre qui est très épaissie à ce niveau et la face interne des côtes ; toutes les lésions siégent sur la face interne des côtes. La face externe paraît absolument saine ; à la face interne il y a de véritables ulcérations avec disparition du périoste ; sur les côtes reséquées les lésions siègent 5 fois sur la face interne.

La guérison a été longue, mais l'état du malade se conserve bon.

Observation VI

Carie costale

Prise dans le service de M. Quénu (Bonnel)

Le nommé Eugène G..., 26 ans, employé des postes, entré à l'hôpital Cochin, salle Chassaignac, n° 9.

Comme antécédents, nous ne trouvons rien de bien frappant ; il n'a jamais fait de maladie sérieuse.

Au mois d'août 1890, il eut une indigestion causée par l'ingestion de viande gâtée et d'une grande quantité de boissons glacées. Sa santé, jusqu'alors très bonne, n'a cessé de péricliter depuis. Diarrhée fréquente, alternant avec une constipation opiniâtre, perturbation d'appétit, langue saburrale, sueurs nocturnes, amaigrissement rapide, pâleur extrême. Point de côté violent siégeant à gauche, au niveau des trois dernières côtes. La diarrhée est devenue incoercible, la faiblesse a augmenté, l'appétit a complètement disparu.

Le 31 décembre 1890, il entre à l'hôpital dans un état de cachexie externe. Au niveau du point de côté on trouve une tumeur, qui d'abord était grosse comme une noix, a augmenté peu à peu et, aujourd'hui, a le volume d'une grosse orange.

L'interne M. Potier lui pratique quatre ponctions successives avec l'aspirateur Dieulafoy. Il donna de la sorte issue à un pus verdâtre, mal lié, grumeleux, de mauvaise nature, surtout dans la dernière ponction, où le pus était si épais, qu'il ne put sortir par l'ouverture d'une grosse aiguille.

Opération 29 janvier. — La tumeur est d'abord ouverte largement et évacuée. M. Quénu se mit alors en devoir d'enlever les côtes qui étaient saines à l'extérieur. Trois côtes furent réséquées ; elles étaient manifestement cariées à leur face interne. On se trouve alors en présence d'une grande poche ayant décollé la plèvre pariétale s'enfonçant jusqu'à la colonne vertébrale.

Raclage soigné et lavage au chlorure de zinc.

Drain de 20 centimètres de long dans la partie déclive de la plaie. Suture. Pansement.

Le malade ne se ressent pas de son opération. On continue à le panser tous les jours ; il s'écoule une abondante sérosité purulente.

La fièvre est tombée, température 37°5.

1er mars. — La sécrétion diminue, les lèvres de la plaie sont très bien réunies. Il persiste un trajet fistuleux profond.

1er Avril. — Le malade a beaucoup engraissé. Il pesait 120 livres en entrant. Jusqu'au jour de l'opération il a encore maigri de 20 livres. A cette date il pèse 130 livres, ce qui fait 30 livres en deux mois. On ne le panse plus que tous les deux jours. La plaie est en très bon état.

1er mai. — Le malade a une bonne santé.

Le drain n'a que quelques centimètres. La plaie est en parfait état.

Le 14. — Le malade quitte l'hôpital, où il revient tous les deux jours pour se faire panser.

Il ne tousse plus, la respiration est facile et se fait normalement. L'auscultation ne donne aucun signe, pas d'albumine dans les urines.

Le 25. — Le malade est aussi bien que possible. Il persiste une seule fistule à la place du drain qui n'existe plus. Des bourgeons de bonne nature tendent à oblitérer ce manque de substance.

Il est probable que les choses vont pour le mieux maintenant.

Nous citons cette observation comme cas de tuberculose osseuse primitive des côtes. Comme le fait remarquer Souligoux, les phénomènes graves que présente le malade à son entrée sont en faveur d'une tuberculose pulmonaire au début. Il est regrettable qu'on n'ait pas pris de renseignements sur l'état pulmonaire du malade à cette période. Il semble cependant qu'on puisse rapporter à une collection purulente intense les signes cliniques observés. Ce qui serait en faveur de cette hypothèse, c'est le relèvement de l'état général du malade après l'intervention, la diminution de tous les signes pulmonaires, facilement expliquée par la présence d'une collection suppurée sous-pleurale et l'absence de tout signe de tuberculose à l'auscultation. Le raclage soigné du foyer, pratiqué par Quénu, n'avait révélé aucune altération spéciale de la plèvre.

Observation VII

Abcès froid sous-pleural. — Carie costale. — Intervention. — Autopsie

P. P..., âgée de 40 ans, ménagère, entre le 9 novembre 1895, salle Premières-Femmes, lit n° 14, à l'Hôtel-Dieu de Lyon. Bien portante jusqu'en août 1890. A ce moment elle eut une pleurésie gauche, constatée par plusieurs médecins et traitée par des vésicatoires. La guérison semble obtenue au bout de trois mois ; mais en novembre de la même année, la malade est prise de nouveau de frissons et de points de côté, et le diagnostic de nouvelle pleurésie est porté. La malade était oppressée, éprouvait des frissons intermittents, et ressentait des douleurs vagues dans le côté gauche. Pendant l'été, les points de côté douloureux disparurent.

Vers le mois de juillet, la malade aperçut en avant, au niveau du huitième espace intercostal gauche, une petite tumeur qui, de blanche devint rouge, et, enfin, se rompit un mois et demi après en laissant échapper un flot de pus. Soulagement immédiat. Mais la malade dépérit de jour en jour, très gênée par la présence d'une

4

fistule qui donne, et constamment, du pus. On diagnostique un empyème. La malade est admise dans le service de M. Chandelux.

Etat général précaire ; toux fréquente ; peu de crachats. Fièvre vespérale. Sueurs nocturnes.

Dans le huitième espace, fistule peu douloureuse, permettant l'introduction d'une sonde ; on pénètre dans une cavité présentant une surface assez grande ; sur la huitième côte, on peut sentir des points osseux dénudés. Un peu d'œdème de la paroi, à gauche.

Pas de déplacement du cœur. A la percussion, la matité bien nette à gauche, s'élevant de la base à un travers de doigt au-dessous de l'angle de l'omoplate. Conservation de l'espace de Traube. Aucune modification du sommet gauche.

A l'auscultation on a à gauche, en arrière, une diminution de la respiration. Celle-ci est affaiblie, comme lointaine, dans toute l'étendue de la matité, mais elle s'entend encore, bien que faiblement, jusqu'à l'extrême base ; on note un souffle pleurétique très net, aux deux temps de la respiration. Pas d'égophonie, pas de pectoriloquie aphone.

Opération (19 décembre). — On cherche d'abord à se rendre compte des dimensions de la cavité intra-thoracique. On remarque qu'elle se prolonge en bas et en arrière et qu'elle est fermée en haut, vers les limites de la matité. Le stylet peut se mouvoir parallèlement à la paroi thoracique et éprouve de la résistance du côté du poumon. On sent une dénudation de la septième et de la huitième côtes.

En présence de ces symptômes, on pense à un abcès sous-costal d'origine osseuse. On aperçoit alors une cavité qui n'est pas intra-pleurale. Elle est tapissée en dedans par le feuillet pariétal de la plèvre. Celle-ci apparaît libre et presque saine en face de l'ouverture pratiquée. On constate avec le doigt qu'elle est décollée en haut jusqu'à la sixième côte, et sur une vaste étendue en bas et en arrière.

Avec la seringue de Pravaz, on ponctionne, à plusieurs reprises, inutilement la plèvre ; à chaque ponction, on ne retire qu'une goutte de sang mélangé d'air.

On retire de la cavité extra-pleurale environ 50 grammes de pus sanieux mêlé à des grumeaux. On fait des lavages, on place un drain. Pansement antiseptique.

La malade meurt cachectique le 6 janvier.

Autopsie. — On sectionne les côtes au niveau de leur union avec

le cartilage gauche, et on enlève le sternum. Une sonde est intro-
duite par la plaie opératoire du huitième espace intercostal, et diri-
gée dans tous les sens ; on constate bientôt qu'elle ne communique
en aucun point avec la cavité pleurale. La plaie pariétale est épaissie
et recouverte à l'extérieur d'un dépôt caséeux. Elle est décollée sur
une largeur de 15 centimètres et une hauteur de 10 cent. Pas d'exsudat pleural.

Sur le trajet des septième et huitième côtes, tout près de la plaie
opératoire, on constate une augmentation de volume de l'os, le
périoste est infiltré.

A la face interne de la septième côte, on remarque en arrière un
point d'ostéite, qui avait échappé à l'exploration. La poche intra-
thoracique contient à sa partie inférieure un peu de pus filant.

Les poumons ne présentent aucune trace de tuberculose.

Cette observation très complète est très discutée. Auclert en
fait une tuberculose costale primitive et Marmarian qui la
reproduit veut y voir au contraire une manifestation secondaire
d'une lésion pleurale tuberculeuse.

Nous croyons que l'opinion de cet auteur n'est pas la vraie.
Sans doute, la malade a eu deux pleurésies ; mais, un an après,
elle avait déjà une collection purulente ouverte et fistulisée,
ce qui n'est pas la règle quand la carie costale est consécutive
aux lésions de la plèvre. Les signes d'amaigrissement ne peuvent-ils pas être attribués à une suppuration abondante et
continue, aussi bien qu'à des lésions tuberculeuses du poumon?
D'ailleurs, les signes pulmonaires marqués à gauche et sur
lesquels Marmarian base son opinion peuvent et doivent être
interprétés comme dus à la collection sous-pleurale qui pro-
duisait la matité, la diminution de la respiration, etc. D'ailleurs, le poumon droit et le sommet gauche sont trouvés sains
à l'auscultation.

A l'autopsie, les deux poumons ne présentèrent aucune trace
de tuberculose ; pas de fausses membranes dans la cavité pleurale. La plèvre pariétale seule était épaissie et décollée, mais

au niveau seulement de l'abcès. Il faut donc interpréter ces lésions comme des lésions de défense; la mort de la malade, si rapide, ne s'explique que par la suppuration et l'infection secondaire de la plaie.

L'étendue des lésions costales, de la collection purulente, l'aspect de la plèvre, lisse et presque saine en face de l'ouverture pratiquée, sont tout en faveur d'une lésion osseuse primitive, et c'est à cette dernière interprétation que nous nous arrêtons avec Auclert.

Nous pourrions citer d'autres observations de tuberculose costale primitive ayant envahi secondairement l'espace sous-pleural ; mais nous ne voulons pas insister sur un point admis par tous. Nier la carie costale primitive est téméraire. Quel que soit le rôle de la pleurésie et sa nature, il ne faut pas en faire l'unique facteur des lésions tuberculeuses de la cage thoracique. Autant vaut alors, étant donné les rapports de la plèvre et du rachis, faire du mal de Pott une conséquence de la pleurésie, au même titre que les lésions des côtes et du sternum.

S'il est bien établi aujourd'hui que, quelle que soit la théorie à laquelle on se rallie, sur la nature même des lésions costales, celles-ci peuvent être consécutives à des pleurésies tuberculeuses, il est vrai de dire qu'elles sont plus souvent primitives que secondaires.

B) ETUDE DES ABCÈS FROIDS CONSÉCUTIFS A UNE PLEURÉSIE

Nous abordons ici une question bien d'actualité, depuis le travail remarquable de Souligoux. Jusqu'en ces dernières années, les classiques n'admettaient que la tuberculose costale primitive et toutes les discussions, à la suite de Gaujot, Kiener,

Duplay, Caulet, n'avaient d'autre but que de déterminer par où débutaient les lésions et si le périoste était le premier atteint, ou, au contraire, si c'était dans le tissu osseux que débutait la formation de tubercules. Les théories de Leplat sur l'origine pleurétique étaient oubliées. Mais lorsque les travaux bactériologiques eurent démontré la nature infectieuse de la pleurésie aiguë, quand, à la suite des inoculations et des recherches cliniques, on admit avec Landouzy, Debove, Kiener, « que toute pleurésie qui ne fait pas sa preuve est de nature tuberculeuse », une certaine tendance se manifesta dans les esprits, d'après laquelle on en vint à attribuer certains cas de carie costale à des inoculations venues de la plèvre.

C'était adopter la théorie de Leplat et c'est à Souligoux qu'on doit ce retour à ces idées qui firent grand bruit pour leur époque, mais qui furent vite abandonnées, faute de preuves pour les soutenir. Dans son mémoire, Leplat s'efforce de faire jouer à la pleurésie ancienne ou récente le rôle primordial dans l'étiologie des abcès de la paroi thoracique.

Voici comment il comprenait la pathogénie de ces collections pleurales : « Quand un malade, à la suite d'une pleurésie est atteint d'un abcès, il est évacué dans un service de chirurgie, et le chirurgien se préoccupe assez peu des antécédents de son malade, ou bien, et cela arrive le plus souvent, le malade sort de l'hôpital à peu près guéri de son affection interne, et ce n'est que quelques mois après son départ qu'il revient avec une tumeur suppurée des parois de la poitrine. La cause première de la phlegmasie secondaire est déjà trop loin pour qu'on y apporte toute l'attention qu'elle mérite et, d'ailleurs, avec le temps, au contact prolongé du pus, le périoste finit par s'enflammer, se détruire ; il en résulte une carie et une nécrose, c'est la troisième étape de la maladie ; tout lui est rapporté, l'effet devient la cause et l'esprit se repose satisfait ».

La description de Leplat est très juste dans certains cas, en ce qui concerne la marche de la maladie et son origine ; mais ce qui l'est moins, c'est la façon dont l'auteur en comprend la pathogénie. Pour lui, il se fait là une marche de l'inflammation de proche en proche, ou encore une action réflexe par une sorte de métastase, explication alors courante et qu'on évoquait pour toutes les phlegmasies développées loin du foyer primitif ». (De Rouville).

Aujourd'hui, après les découvertes microbiologiques, on connaît mieux la pathogénie des abcès froids sous-pleuraux consécutifs à une pleurésie. Mais leur nature tuberculeuse étant démontrée, si on admet qu'ils sont causés par une infection venue de la plèvre, il faut que cette infection soit aussi de nature tuberculeuse, c'est-à-dire que la pleurésie soit due au bacille de Koch.

Or, rien n'est plus discuté actuellement que la nature tuberculeuse des lésions pleurales. Il n'est peut-être pas de question qui ait autant occupé les cliniciens, et, en parcourant les nombreux travaux parus jusqu'ici, on voit combien il est difficile de se faire une opinion bien établie sur la nature des pleurésies séro-fibrineuses.

Deux grandes théories partagent les auteurs. Les uns, à la suite de Landouzy, les rattachent dans 98 0/0 des cas à la tuberculose ; les autres en font une inflammation simple, *a frigore*, une lésion rhumatismale, et nient l'influence pathogène de la tuberculose ou la regardent comme très inconstante.

En ce qui nous concerne, la solution de cette question est des plus importantes. Un malade aura-t-il eu une pleurésie, un abcès froid du thorax survenant postérieurement pourra donc en être considéré comme la conséquence. Nous allons donc essayer en quelques mots de voir où en est la solution d'un point aussi intéressant de pathogénie des abcès sous-pleuraux.

On peut dire que dans la tuberculose on peut rencontrer la

pleurésie sous toutes ses formes et dans toutes ses variétés anatomiques. C'est ainsi qu'on pourra chez un tuberculeux voir évoluer des pleurésies aiguës, subaiguës ou chroniques, avec les variétés sèches, purulentes, hémorragiques, séro-fibrineuses.

On sait aussi que la pleurésie peut être considérée comme une inflammation banale, résultant, soit d'une inoculation directe, soit d'une irritation, dont un poumon franchement tuberculeux est l'origine.

Dans ce cas, les lésions pleurales sont secondaires et leur nature spécifique ne fait de doute pour personne. A côté de cette localisation, on admet aussi que la plèvre peut être envahie primitivement par le bacille de Koch, et que de cette localisation primitive résulte souvent un véritable abcès froid pleural dont les lésions et l'évolution rappellent beaucoup celles que l'on retrouve au niveau des séreuses en général. Mais que penser de la nature de la pleurésie séro-fibrineuse vulgaire ? Est-elle, oui ou non, une tuberculose locale ? Doit-on lui rattacher les abcès qui surviennent quelque temps après son apparition ?

Les pleurésies séro-fibrineuses aiguës des lésions pleurales les plus communément observées semblent être, d'après la définition actuelle de l'inflammation, la réaction traduisant l'envahissement de la séreuse par des germes pathogènes. Leur recherche est très difficile. Trouver un microbe dans un exsudat est chose délicate, les microbes disséminés dans une trop grande quantité de liquide, ou restés peut-être dans l'épaisseur de la paroi pleurale, sont très difficiles à trouver. L'examen direct est donc le plus souvent négatif, aussi est-ce aux inoculations, aux cultures de l'épanchement et à la recherche des toxines qu'il peut renfermer qu'on s'est adressé pour avoir la solution d'un problème que la clinique seule est incapable de résoudre.

Que nous a appris l'expérimentation entre les mains d'hom-

mes tels que Gilbert et Lyon, Netter et Ganbault, Debove,
J. Renault, Chauffard? Que souvent les cultures restent stériles, que presque toujours la recherche du bacille a été impossible, mais que, par contre, l'inoculation aux cobayes du
liquide pleural amène, dans les 2/5 des cas, la mort de l'ani-
mal par tuberculose, alors que la pleurésie pouvait être
considérée comme franchement primitive ; que, dans des cas
semblables, on peut trouver (Debove), dans l'épanchement, de
la tuberculine. Ce sont là autant d'arguments sérieux donnés
à ceux qui font toujours de la pleurésie primitive une localisation tuberculeuse. L'anatomie pathologique leur en fournit
d'autres. Tout le monde connaît les observations classiques de
Dujardin-Baumetz, Landouzy, Boinet, Legrand, et surtout
celle de Kelsch, dans laquelle on trouva une tuberculose pleurale primitive ayant évolué avec les allures d'une pleurésie
séro-fibrineuse aiguë.

Le Damany, dans une thèse récente, reprenant et puisant
les observations des auteurs précédents, est encore plus affir-
matif. Pour lui, le type même de la pleurésie tuberculeuse est
la forme classique et vulgaire, la pleurésie séro-fibrineuse des
auteurs. La partie la plus intéressante de son travail est, sans
contredit, le chapitre où il donne les résultats obtenus par lui.
Ils confirment pleinement ses théories. Dans 28 pleurésies
séro-fibrineuses primitives, il est arrivé à démontrer, par des
inoculations, qu'il s'agissait de pleurésies tuberculeuses, alors
que les cultures du liquide épanché étaient restées stériles et
que la recherche clinique de la tuberculose avait été négative.

On peut donc dire qu'à l'heure actuelle, tous les auteurs
tendent à faire du bacille de Koch l'agent principal, pour ne
pas dire unique, de l'infection pleurale ordinaire. Est-ce à dire,
pour cela, que tout pleurétique doive devenir fatalement un
tuberculeux? La clinique dément une telle gravité du pronostic
des pleurésies séro-fibrineuses. La tuberculose pleurale, lésion

locale, est de celles qui sont curables. Les observations de pleurétiques bien guéris sont nombreuses. Il est évident que la question de terrain joue ici un rôle considérable.

Un malade pris, en pleine santé, vigoureux, sans tare héréditaire, d'une pleurésie aiguë, pourra facilement résister à l'infection, la localiser, sans qu'il en résulte pour lui aucun dommage. Faudra-t-il chez lui rattacher à une pleurésie ancienne un abcès froid thoracique? Nous ne le croyons pas. Pour qu'on soit autorisé à le faire, il faut que la pleurésie ait été de nature douteuse, que sa marche, son évolution aient été longues, qu'une seule thoracentèse n'ait pu arriver à juger l'épanchement; que la convalescence ait été faible; en un mot, comme le dit Landouzy, que la pleurésie n'ait pas fait sa preuve.

C'est dans ce cas seulement que des lésions bien évidentes, solides, auront pu se faire et que la plèvre gravement atteinte pourra par ses altérations être le point de départ, soit d'une tuberculose pulmonaire, soit d'une carie costale grave.

Pour qu'en effet, celle-ci puisse se produire, il faut que la plèvre en renferme dans son épaisseur le germe nécessaire, le bacille de Koch.

Les altérations de la pleurésie aiguë sont peu connues. A part quelques autopsies et entre autres celle que rapporte Kelsch, il est rare qu'on puisse constater d'une façon certaine l'envahissement de la séreuse. Elles le sont, au contraire, dans la pleurésie chronique, et c'est ici surtout que nous avons affaire à des tuberculoses pleurales. Kelsch et Vaillard, Sanchez Toledo, Barety, les ont tour à tour discutées; Péron leur consacre sa thèse inaugurale. Dans ces cas chroniques, les tubercules n'ont pas, comme on peut le supposer dans la pleurésie aiguë, subi la transformation fibreuse; ils évoluent normalement, ce qui explique la formation d'abcès sous-pleuraux, survenant un ou deux ans après la pleurésie. Voici, d'après Péron, l'état de

la plèvre dans nombre de pleurésies chroniques : « Au-dessous
du tissu fondamental de la plèvre pariétale épaissie, repose
une couche souvent irrégulière de follicules tuberculeux ;
ceux-ci se rapprochent de la granulation tuberculeuse type.
Petit centre caséeux, cellules géantes assez nombreuses, cellules épithélioïdes au pourtour, zone de tissu fibreux contenant l'ensemble de la granulation, tel est l'aspect sous lequel
se présente le tubercule sur la plèvre intercostale. Cependant
ce n'est point une règle absolue ; il y a des points où toute
formation tuberculeuse manque. Elles sont alors remplacées
par un tissu conjonctivo-vasculaire entièrement organisé, qui
va de la membrane fondamentale de la plèvre à la pseudo-
membrane ». Si de telles lésions sont constantes, elles éclai-
rent singulièrement la pathogénie de l'abcès froid sous-pleural
d'origine pleurétique. Dès lors, les abcès de Leplat et sa théorie
redeviennent vrais dans certains cas que nous allons maintenant étudier.

Le bacille de Koch existant dans la plèvre, comment va-
t-il arriver jusqu'aux côtes ? Comme ledit Leplat, il faut diviser
en trois périodes, trois étapes, cette migration. La première
nous est connue, c'est la pleurésie, point de départ de tous les
désordres ; la deuxième, c'est la formation de l'abcès sous-
pleural ; dans la troisième, la collection ainsi formée inocule
directement la face interne des côtes dont elle produit la
carie.

Mais cet envahissement se fait de différentes façons suivant
l'état de la plèvre. Tantôt ce seront les lymphatiques qui trans-
porteront le germe pathogène jusqu'au tissu cellulaire ; tantôt,
au contraire, l'infection se localisera dans les ganglions sous-
pleuraux, pour envahir ensuite l'espace sous-pleural ; enfin la
collection purulente pourra naître dans l'épaisseur du feuillet

pariétal considérablement épaissi pour gagner progressivement les tissus voisins. Ce sont les trois modes d'évolution, faciles à comprendre, et qui nous autorisent à diviser les abcès froids sous-pleuraux, suite de pleurésie, en trois groupes :

1° Ceux qui se forment par continuité du tissu ;

2° Ceux qui sont d'origine adénitique ;

3° Ceux qui sont les suites de la lymphangite tuberculeuse.

ABCÈS FROID SOUS-PLEURAL FORMÉ PAR CONTINUITÉ DE TISSU

L'envahissement direct ne peut se comprendre que quand le feuillet pariétal de la plèvre, considérablement épaissi, adhère à la face interne des côtes, quand le tissu sous-pleural enflammé chroniquement est arrivé à un notable degré d'épaississement. Le plus souvent il y a symphyse des deux feuillets séreux, et l'adhérence est telle que le poumon est impossible à enlever sans déchirure. A la coupe, on trouve alors un tissu lardacé, criant sous le scalpel, blanc, grisâtre, quelquefois calcifié par place, mais portant souvent des masses nodulaires, caséeuses, qu'un examen superficiel fait reconnaître facilement comme des tubercules ramollis. De fines granulations recouvrent comme d'un semis les portions de la séreuse, quand la symphyse est incomplète. On les rencontre encore en quantité dans l'épaisseur de la plèvre, et Kelsch et Vaillard les ont vus « former une bande presque continue, large de 2 à 3 millimètres, séparée des muscles intercostaux par un liseré fibroïde ».

On trouve donc, dans l'épaisseur de la plèvre et du tissu qui la double, tous les éléments nécessaires à la formation d'une collection purulente. Chaque tubercule, renfermé dans cette gangue fibreuse, évolue vers le ramollissement, formant un abcès froid en miniature.

Leur confluence amène ainsi la production plus ou moins grande de pus. Celui-ci irrite la plèvre qui réagit èt arrive à former une barrière infranchissable qui empêche la marche vers la cavité thoracique des produits caséeux. Ce mode de défense qui caractérise les séreuses a, ici, pour résultat de refouler le pus vers les couches superficielles. La collection sépare lentement le tissu sous-pleural des côtes, et, s'étalant surtout en surface, un abcès sous-pleural en résulte. Les conséquences d'une telle marche du pus sont faciles à prévoir. Le périoste costal, les muscles seront envahis, inoculés directement par les tubercules. La face interne des côtes sera donc atteinte en premier lieu ; peu à peu le pus arrive à constituer sous la peau un foyer superficiel, souvent de peu de volume. Celui-ci, incisé, conduit fatalement le chirurgien au foyer sous-pleural, si celui-ci, après un curettage de la poche, recherche soigneusement l'origine première des lésions.

Ordinairement, de tels désordres sont incompatibles avec l'existence. L'abcès sous-pleural, ainsi formé, coïncide avec une tuberculose pulmonaire à la période ultime, et de tels abcès sont alors des trouvailles d'autopsie. Nous en donnons une observation remarquable, due à Bezançon, et empruntée à la thèse de Souligoux.

Observation VIII

M. Bezançon, interne du professeur Cornil, salle Saint-Louis.

Homme, âgé de 40 ans, d'aspect vigoureux.

Ce malade, depuis 1887, a eu une série de bronchites avec oppression vive qui l'empêchait de se livrer à ses occupations ; il a peu maigri et n'a pas eu d'hémoptysies.

A son entrée à l'hôpital, le 30 septembre, il présente l'aspect d'un cardiaque asystolique : œdème des jambes gagnant l'abdomen, lèvres

et lobule du nez cyanosés, dyspnée intense, toux fréquente, expectoration visqueuse de congestion pulmonaire.

L'examen de la poitrine montre cependant de la matité dans la
fosse sus-épineuse et sous-claviculaire gauche avec respiration
soufflante et râles sous-crépitants ; dans le reste du côté gauche,
respiration affaiblie avec, à la base, une zone de râles sous-crépitants ; à droite, diminution de son sous la clavicule, respiration rude,
quelques râles sous-crépitants, respiration affaiblie dans le reste du
poumon, zône et râles sous-crépitants.

État du cœur. — On perçoit mal le choc de la pointe ; mais, au
niveau de la base de l'appendice xiphoïde, il existe un souffle systo-
lique qui disparaît lorsqu'on se rapproche de l'aisselle.

Faux pouls veineux des jugulaires.

Foie un peu augmenté de volume.

Le malade est mis au régime lacté et à la caféine ; le lendemain,
le souffle a disparu, la dyspnée a diminué, de même que l'œdème
des membres inférieurs. Au bout de quelques jours, le malade étant
très amélioré, on cesse la caféine.

Le lendemain, le souffle reparaît avec ses caractères, et, depuis, à
volonté, on faisait disparaître le souffle tricuspidien selon qu'on lui
rendait ou lui supprimait la caféine.

15 octobre. — Le malade ayant eu des vomissements et des douleurs gastriques, on dut cesser la caféine et essayer la convallaria,
mais sans succès ; le souffle tricuspidien persiste, l'œdème reparaît
et va croissant, la congestion pulmonaire, la cyanose sont de plus
en plus accentuées. Le malade meurt le 5 novembre.

Autopsie. — Adhérence complète du poumon gauche à la paroi.
Broncho-pneumonie tuberculeuse avec sclérose de la base. On trouve
les mêmes lésions à droite, mais moins avancées. En somme,
pthisie fibreuse.

Cœur. — Symphyse cardiaque, dilatation du cœur, surtout du
ventricule droit, dont l'orifice tricuspidien, à 16 centim. Rien aux
autres orifices.

Foie. — Muscade.

Reins. — Congestionnés, violacés.

La plèvre pulmonaire est complètement adhérente à la plèvre
pariétale. Elle est considérablement épaissie, elle a 2 cent. au moins
d'épaisseur. On trouve au milieu de la plèvre ainsi modifiée des

tubercules, les uns guéris, les autres en voie d'évolution caséeuse.
Au niveau du troisième espace intercostal gauche, au milieu des
adhérences, se voit un vaste abcès sous-costal contenant environ un
demi-verre de pus. La paroi incisée, on a beau examiner la paroi
costale, il est impossible d'y découvrir la moindre lésion. Le périoste
seul commence à se laisser envahir par des granulations tuberculeuses. La pièce a été présentée à la Société anatomique. C'est un
cas très net, sans discussion possible, d'abcès froid sous-pleural
sans lésions osseuses.

Le mode de formation de l'abcès sous-pleural est ici indis-
cutable ; il s'agit là sûrement d'une collection due au ramollissement des tubercules pleuraux et sous-pleuraux, d'un abcès
par continuité des tissus.

Si les os sont indemnes de toute lésion, c'est que le pus
n'était pas encore arrivé jusqu'à eux. Cette observation a ceci
de très intéressant, c'est qu'elle met bien en relief l'origine et
la marche des lésions dans le cas de l'abcès sous-pleural.

L'observation suivante, empruntée à Souligoux, nous les
montre plus avancées et arrivées à constituer déjà une poche
sous-cutanée.

Observation IX

(Souligoux)

En assistant, à l'Hôtel-Dieu, à l'autopsie d'un tuberculeux, j'ai
trouvé un abcès sous-costal. Il n'y avait aucune lésion osseuse,
comme je l'ai montré à M. Guinon. L'abcès était non seulement sous-
pleural, mais on voyait une série de pertuis qui conduisaient dans
un abcès situé au milieu des adhérences pleurales.

Observation X

Dʳ Souligoux (Ch.), recueillie dans le service de M. Berger.

Le nommé C..., âgé de 29 ans et demi, maroquinier, occupe, salle Chassaignac, le lit n° 21.

Antécédents héréditaires. — Son père, âgé de 65 ans, a toujours légèrement toussé et a même eu des hémoptysies en 1870. Mère morte de tuberculose. Un frère est mort de diphtérie. Les deux sœurs sont bien portantes.

Antécédents personnels. — Dans son enfance, il a joui d'une excellente santé. En 1889, il a eu la grippe, mais quelque temps auparavant il avait eu des hémoptysies qui se sont renouvelées fréquemment depuis cette époque.

Il y a sept semaines environ, sans ressentir aucune douleur, il a vu se développer à la région postérieure du dos une petite tumeur. A la suite d'un effort, dit-il, peu de temps après, une nouvelle tumeur apparaissait sur les parties latérales ; petites au début, elles ont grossi lentement, progressivement.

Etat actuel. — Nous trouvons trois tumeurs : l'une siège au niveau de l'appendice xiphoïde, elle est un peu développée, non douloureuse ; la deuxième est latérale et s'étend à deux travers de doigt au-dessous du mamelon, jusqu'à quatre travers de doigt au-dessus du bord inférieur du thorax ; elle est molle, fluctuante, douloureuse au niveau des cinquième, sixième et septième côtes ; la cinquième côte est épaissie. La longueur de cette poche tuberculeuse est de 11 centimètres. Sa largeur est de 9 centimètres ; elle est distante de la ligne médiane de 7 centimètres. Les points épaissis, douloureux des côtes sont situés le long de la ligne axillaire.

La troisième tumeur est fluctuante ; elle est allongée dans le sens vertical et occupe une étendue de 17 centimètres ; 7 centimètres la séparent de la crête vertébrale, 8 de l'épine de l'omoplate. Elle repose sur les trois dernières côtes ; la douzième est douloureuse. Cet abcès postérieur a débuté au niveau de la septième vertèbre dorsale et s'est développé de haut en bas.

Il n'y a pas de modification à la toux, pas de réductibilité à la pression.

Auscultation. — Côté gauche peu de chose, à part quelques craquements au sommet.

Côté droit. — Au sommet, respiration rude et légèrement soufflante, quelques craquements. Résonance de la voix, absence de murmure vésiculaire à la partie inférieure du thorax, quelques frottements pleuraux au-dessous de l'angle de l'omoplate.

Percussion. — Côté gauche normal.

Côté droit. — Dans toute la région occupée par les abcès froids, il y a de la matité ; les vibrations thoraciques sont abolies en certains points, diminuées en d'autres.

Opération le 21 septembre par M. Poirier, aidé de M. Souligoux. M. Poirier débute par l'abcès latéral ; une longue incision de 15 centimètres environ transversale est faite à la peau avec précaution, car l'opérateur désire enlever la poche, si faire se peut. La paroi est disséquée avec beaucoup de peine, car le derme est envahi et fait corps avec elle ; aussi, malgré des précautions et l'habileté opératoire du chirurgien, la paroi est percée et il s'écoule une quantité de pus. La poche vidée, la paroi enlevée, on ne trouve qu'avec beaucoup de peine un point où l'os soit dénudé, mais à cet endroit apparaît un trajet rempli de fongosités qui s'avance d'avant en arrière, cheminant entre les deux muscles intercostaux interne et externe. M. Poirier nettoie ce foyer à la curette tranchante et on aurait pu espérer que la lésion s'arrêterait là. Sur ma demande, il incisa la paroi supérieure de ce canal fongueux, et, après une hémostase soignée, nous voyons un nouveau trajet fongueux perforer le muscle intercostal interne et gagner l'espace sous-pleural. Le muscle intercostal interne est enlevé et nous assistons alors à une véritable démonstration pathologique de l'évolution des abcès froids, telle que je l'ai indiquée dans certains cas. La face interne de l'intercostal interne était remplie de fongosités ; celles-ci enlevées, nous nous trouvons en présence de la plèvre épaissie, sur laquelle on remarque une série de pertuis remplis de fongosités qui, grattés avec la curette tranchante, laissent à nu de véritables canaux dans l'intérieur de cette plèvre pariétale considérablement augmentée de volume.

Deux côtes ont été enlevées sur une étendue de 10 centimètres. Elles ne présentaient de lésions qu'au niveau du bord supérieur déjà signalé, où se faisait la communication entre l'abcès froid superficiel et la tuberculose pleurale.

L'abcès antérieur, ou plutôt ce que nous avons pris pour un abcès antérieur, est incisé, mais il n'y avait pas là de lésions tuberculeuses; nous avons été induits en erreur par le muscle droit antérieur de l'abdomen, qui faisait à ce niveau une saillie anormale. L'opération ayant naturellement duré longtemps, M. Poirier renvoie l'incision de l'abcès postérieur à une date plus éloignée.

Nous avons opéré l'abcès postérieur environ un mois après. Une longue incision verticale de 15 cent., a conduit sur un vaste abcès dont la paroi est incisée. Dans la poche, qui contenait environ un litre de pus, on trouve une côte dénudée, cariée, au point qu'il existait une fracture spontanée. Le fragment vertébral de la côte avait une longueur qui ne dépassait pas trois centimètres. C'est bien là le type de l'abcès d'origine osseuse, personne n'aurait pu en douter. Conduit cependant par cette idée que nombre d'abcès froids sont d'origine pleuro-pulmonaire, je priai M. Poirier de vouloir bien examiner la région profonde de la poche, et de voir s'il n'existait pas un de ces pertuis qui, dans l'opération de l'abcès antérieur, nous avait conduit dans la plèvre. En effet, M. Poirier découvre un orifice assez grand rempli de fongosités; avec le doigt indicateur il en augmenta l'étendue et finit par découvrir que dans le poumon même existait une caverne pulmonaire qui communiquait, par suite, avec l'abcès thoracique. Sans hésitation, la poche fut curettée avec la curette tranchante, la côte réséquée, le foyer drainé.

Résultats opératoires. — Dès que l'opération fut faite, quelques jours après, le malade constata qu'il engraissait, son facies de pâle et terne, devint coloré et en un mois il augmenta de 40 livres. Le drain de gaze iodoformée fut enlevé au bout de 15 jours; la fistule postérieure guérit très vite, la fistule antérieure persista plus longtemps; mais à l'heure actuelle le malade est complètement guéri.

Ici, encore, l'abcès sous-pleural nous semble venir de la plèvre par continuité de tissu. Les opérateurs trouvèrent, en effet, la plèvre pariétale très épaissie et des traînées de fongosités pénétraient dans son épaisseur. Cette épaisseur pleurale, l'état pulmonaire du malade, un abcès postérieur dû à une

caverne pulmonaire dont'il était porteur, nous confirment dans
notre opinion. D'après ces trois observations, on comprend facilement la pathogénie de l'abcès par continuité du tissu ; il se
fait, dans ce cas, une véritable infection de proche en proche ; souvent les tubercules se ramollissent pour leur compte,
et c'est à la coalescence de ces multiples petits abcès froids
qu'est due la collection unique sous-pleurale.

ABCÈS FROIDS SOUS-PLEURAUX, SUITE DE PLEURÉSIE D'ORIGINE ADÉNITIQUE

On sait avec quelle facilité les ganglions lymphatiques se
laissent envahir par la tuberculose. Jadis l'adénite tuberculeuse
constituait le chapitre le plus long de l'histoire de la scrofule.
Actuellement on en connaît bien l'étiologie, et l'adénite secondaire ou consécutive accompagne presque toujours les manifestations tuberculeuses sur quelque point de l'organisme
qu'elles se développent. En règle générale, elle s'efface
devant la lésion qui leur a donné naissance ; mais en ce qui
concerne les adénites sous-pleurales, nous verrons qu'il n'en
est rien.

Nous en avons déterminé le siège en étudiant les ganglions
sous-pleuraux et nous savons que les abcès qui en seront la
conséquence seront, soit antérieurs avoisinant le sternum, soit
postérieurs ou pré-vertébraux, que la marche des lésions
dans l'un et l'autre cas est facile à comprendre. La cavité
pleurale est habituellement moins atteinte que dans la forme
d'abcès froid par continuité de tissu. L'infection se fait ici
à distance ; les lésions pulmonaires seront moins avancées et
celles de la plèvre pourront quelquefois être si peu marquées
que rien n'en traduira l'existence au clinicien. Une série de

fines granulations siégeant sur le feuillet pariétal de la plèvre
sera l'altération la plus souvent observée. Il faut, en effet,
qu'il en soit ainsi. Des désordres graves, une intensité remarquable de l'infection tuberculeuse, retentiraient fatalement sur
les lymphatiques afférents aux ganglions. Or, d'après les travaux de Sanchez Toledo, on voit souvent la lymphangite intermédiaire entre le foyer d'infection et le ganglion faire défaut.
C'est là une constatation fréquente, quand il s'agit d'adénite
superficielle. C'est que dans l'un et l'autre cas, les agents septiques, les bacilles absorbés par la plaie, sont en petite quantité, charriés trop vite. Ils ne font que suivre la voie lymphatique sans l'irriter. Mais ils seront filtrés au passage par les
ganglions sous-pleuraux ; leur accumulation produira l'adénite, dont nous verrons plus loin la marche.

On peut donc penser que des altérations pleurales minimes
peuvent amener l'infection des ganglions sur le territoire des-
quels elles se trouvent. On connaît la comparaison classique de
Cornil et Ranvier, qui font des cavités séreuses de grands
espaces lymphatiques. Les plèvres pourront donc être assimilées
à un véritable ganglion étalé autour du poumon ; leur rôle de
défense, leur abondance en lymphatiques, autorise une telle
conception. Ainsi comprise, on les voit réunir tous les germes
pathogènes, pour ainsi dire. Ceux-ci, pour si peu nombreux
qu'on le suppose, seront facilement absorbés par le riche
réseau blanc sous-séreux et de là transportés aux ganglions,
sans que les lymphatiques en gardent la trace.

Le peu de microbes rencontrés dans les examens de liquide
pleurétique s'accorde donc avec les faits, surtout si on admet
la nature tuberculeuse des pleurésies séro-fibrineuses.

Nous allons citer quelques cas où l'origine adénitique
d'abcès sous-pleuraux nous semble assez nette. Les observations où pareille origine d'un abcès sous-pleural est démontrée
sont rares. Pour qu'elles soient vraiment probantes, il les faut

suivies d'autopsie permettant de constater facilement le point de départ ganglionnaire.

Nous avons parcouru soigneusement les observations de Souligoux, Marmarian, Bonnel, sans trouver un fait absolument précis, nous faisant assister au début des accidents par les ganglions. C'est aux thèses de Sanchez Toledo et de Barety qu'il faut demander la clef de la solution. Ces deux auteurs, bien que ne traitant pas un sujet identique au nôtre, sont arrivés à démontrer, l'un les rapports qui existent entre l'adéno-pathie de l'aisselle et les lésions de même ordre pleuro-pulmo-naires, l'autre les mêmes relations entre ce processus morbide et l'adénopathie trachéo-bronchique. Leur travail très important a prouvé que des lésions du sommet du poumon, des lym-phatiques du dôme pleural qui le recouvre peuvent s'accompa-gner d'adénite chronique du creux axillaire; que des désordres de même nature étaient la grande cause de l'engorgement des groupes ganglionnaires trachéo-bronchiques. Si des ulcérations tuberculeuses retentissent par l'intermédiaire des lymphatiques sur des ganglions si bien situés, pourquoi n'en serait-il pas de même pour ceux qui avoisinent directement le point de départ de l'infection ?

Leplat, Kelsch et Vaillard, dans leurs autopsies de pleuréti-ques, ont vu l'adénopathie pré-vertébrale et inter-trachéale. Ils ont négligé l'étude du groupe ganglionnaire para-sternal, encore peu connu. Baréty, dans une autopsie, trouva « une chaîne gan-glionnaire de chaque côté de l'aorte, variant du volume d'un pois à celui d'une amende ». Nous basant sur les recherches de Sanchez Toledo, nous pouvons admettre, à priori, que les gan-glions sous-pleuraux peuvent être facilement envahis par la tuberculose. La démonstration en est théorique. Bien rares seront les cas où on pourra, au cours d'une intervention, cons-tater le rôle de ces adénites dans la formation d'un abcès sous-pleural. Le plus souvent, pour ne pas dire toujours, la collec-

tion n'est ouverte que quand elle a envahi les plans superficiels, c'est-à-dire qu'elle s'est accompagnée de désordres
graves des os et des parties molles, et que le ganglion qui en
a été le point de départ a déjà disparu par sa fonte caséeuse.

Si on se base sur la topographie des ganglions sous-pleuraux, nous pouvons donc supposer que tout abcès froid sous-
pleural débutant immédiatement en dehors des bords du sternum ou sur la face latérale des corps vertébraux, doit être
d'origine ganglionnaire. Verneuil est le premier qui a bien
signalé le cas. J'ai vu, écrivait-il en 1876, il y a au moins
vingt ans, un cas d'abcès en bissac qui siégeait le long du bord
droit du sternum. L'autopsie m'a permis de reconnaître que
l'abcès avait pour point de départ la suppuration d'un ganglion
lymphatique accolé à la mammaire interne. Les vaisseaux intercostaux eux-mêmes, surtout au voisinage de la colonne vertébrale, sont accompagnés de ganglions. Je crois qu'on peut
admettre comme possible l'origine ganglionnaire de certains
abcès de la paroi thoracique.

Baréty nous fournit encore une preuve anatomo-pathologique de l'adénite tuberculeuse sous-pleurale :

Il s'agit d'un homme de 44 ans, garde républicain, robuste
et vigoureux, qui subitement présenta, avec des signes certains
de tuberculose pulmonaire, des adénites cervicales et axillaires.
A l'autopsie, on trouva : « à droite, la plèvre pariétale, outre
les fausses membranes organisées, beaucoup de petites franges
disposées par petits groupes d'aspect rougeâtre et chagriné faisant une saillie d'un demi à 1 millimètre vers la colonne vertébrale, et, le long de l'aorte, de chaque côté, on voit, sur la
plèvre qui se réfléchit des poumons sur la cage thoracique, de
nombreuses petites granulations grises correspondant à une
chaîne de gros ganglions qui bordent l'aorte sur une largeur
de 3 à 4 centimètres ».

Ce sont de semblables lésions que nous trouvons mentionnées dans une observation de Le Fort, rapportée dans la thèse de Souligoux. On trouva, à l'autopsie d'un enfant de 16 ans, mort de tuberculose pleuro-pulmonaire, « les ganglions lymphatiques qui accompagnent la mammaire interne, caséeux ainsi que ceux de l'artère sous-clavière ». « J'ai entendu dire à M. le professeur Farabœuf que, sur un sujet d'amphithéâtre, il avait vu les ganglions rétro-mammaires volumineux et caséeux coïncidant avec une pleuro-péricardite tuberculeuse ». (Souligoux).

Voici, enfin, un autre cas, dû à Peyrot et rapporté aussi par Souligoux, où une adénite tuberculeuse sous-pleurale peut être considérée comme le point de départ des lésions :

Observation XI

Abcès froid de la paroi thoracique. — Pleurésie antérieure
(Communiquée par M. le Dr Peyrot).

Le nommé Élie T..., 24 ans, étudiant en droit, est entré, salle Nélaton, le 8 septembre.

Antécédents personnels. — Pleurésie il y a deux ans.

Auscultation. — Induration tuberculeuse du sommet gauche. Voix sourde. Reste de pleurésie à la base droite.

État local. — Il existe un abcès au-dessous de la dixième côte, il est allongé et paraît tenir à une lésion de la dixième côte. Un autre abcès en formation existe au niveau de la septième côte, qui paraît tuméfiée.

Opération le 13 septembre. — Ouverture de l'abcès inférieur, qui se prolonge à travers les espaces intercostaux à la partie interne de la paroi jusqu'au niveau des attaches du muscle transverse et du diaphragme. Il remonte de là jusqu'à la hauteur de l'abcès supérieur. Celui-ci, ouvert à son tour, est non pas un véritable abcès, mais une infiltration caséeuse à foyers multiples situés dans l'épaisseur du tissu cellulaire qui sépare les muscles. On excise aux ciseaux, on gratte avec la curette, la septième côte est mise à nu par grattage ; dépouillée de son périoste, elle est trouvée rouge, enflammée. Le fond de la partie grattée n'est séparé que par de minces tractus celluleux de l'abcès inférieur remonté, comme on l'a dit, derrière la paroi thoracique. Grattage des cavités, iodoforme. Tubes à drainage dans tous les creux (trois pansements).

La réunion de la suture est bien faite.

A sa sortie, le 6 octobre 1887, il existe seulement un bourgeon charnu non cicatrisé.

Ce sont encore les ganglions des fossettes sternales qui sont intéressés, dans un cas de Dayot. Nous pensons qu'on peut faire, de ce cas, un abcès sous-pleural d'origine adénitique. Le siège du foyer, sa délimitation exacte et surtout son voisinage des corps vertébraux dont un est atteint, l'absence ou à peu près de lésions pulmonaires et adhérences peu développées, sont en faveur de cette hypothèse.

ABCÈS FROIDS SOUS-PLEURAUX DUS A UNE LYMPHANGITE TUBERCULEUSE

Cette catégorie d'abcès est de toutes la plus fréquente.

Deux faits nous en rendent la compréhension facile : d'une part, la richesse de la plèvre en lymphatiques, et d'autre part, les adhérences qui existent si souvent entre les feuillets pleuraux et le poumon. Nous avons vu, dans l'étude des lymphatiques pleuraux, que les expériences de Dibkowsky, Troisier, Sanchez Toledo, Souligoux, avaient démontré l'existence d'anastomoses entre le réseau lymphatique viscéral et le pariétal et, ce qui est plus important, dans les adhérences vraies qui rattachent le poumon à la cage thoracique après les pleurésies anciennes dont l'épanchement lent à se résoudre, la marche et la convalescence longue, où l'existence de signes de tuberculose pulmonaire au début, font des infections nettement bacillaires. La marche de l'infection jusqu'au tissu sous-pleural peut être alors schématisée comme il suit. Les lymphatiques puisent directement dans le parenchyme pulmonaire ou dans la plèvre le bacille de Koch. Son abondance, peut-être aussi sa virulence, font naître la lymphangite tuberculeuse et celle-ci est suffisante à former une collection purulente.

Les lésions pleurales qui se transmettent ainsi aux tissus sous-jacents sont toujours très prononcées ; quelques bacilles traversant les lymphatiques s'arrêtent aux ganglions sans léser les vaisseaux ; il n'en est plus ainsi quand leur quantité est considérable.

Il existe de ce fait des démonstrations anatomo-pathologiques certaines. « Un homme opéré par Kirmisson (*in* Verneuil, Etude sur la tuberculose) pour une adénite axillaire, meurt de méningite tuberculeuse par généralisation aiguë de l'infection. A l'autopsie on trouva, dans le poumon droit, deux noyaux crétacés irréguliers, très durs, irréfutables d'une tuberculose ancienne ; autour de ces noyaux les lymphatiques sous-pleuraux formaient de riches réseaux.

Une jeune fille de 12 ans, dont les antécédents sont des plus affirmatifs sur la tuberculose, a de l'adénite cervicale et axillaire, en même temps que des signes cliniques d'envahissement pulmonaire, confirmés par la présence du bacille de Koch dans les crachats. A l'autopsie on trouva une symphyse pleuropulmonaire complète, des lésions de tuberculose pulmonaire banale, avec adénopathie trachéo-bronchique. Ce qui est plus important, c'est la présence de ganglions intercostaux, nombreux à droite et à gauche, du volume d'un pois à une noisette. Dans les premier, deuxième et troisième espaces intercostaux on distingue très nettement des traînées de lymphangite tuberculeuse. (Observation de Queyrot, citée par Sanchez Toledo).

Péron, dans ses recherches, arrive aux mêmes conclusions que les auteurs précédents. « Nous avons vu, dit-il, en étudiant les lésions de l'espace intercostal, dans le tissu cellulaire sous-jacent à la plèvre des amas lencocytiques, probablement inclus primitivement dans les voies lymphatiques de l'espace inter-costal, diffuser et s'étaler entre les faisceaux des muscles intercostaux. Ces désordres sont plus accentués dans les cas d'infection tuberculeuse grave des séreuses. Les tu-bercules sous-séreux sont d'autant plus marqués que l'infection est plus vive ».

Lejars et son élève Goupil ont fait une étude d'ensemble de la lymphangite tuberculeuse. Constatée encore par des obser-vateurs comme Lépine (Archives de physiologie, 1890) nous l'admettons sans conteste.

Voyons maintenant comment elle arrive à produire une col-lection purulente sous-pleurale.

Le processus est ici le même que dans la lymphangite tuberculeuse ordinaire, qu'ont si bien décrit Lannelongue, Tuffier, Le Dentu et Lefèvre dans sa thèse inaugurale.

Les lymphatiques noueux, épaissis, bosselés, blanc jaunâ-tres, présentent sur leur trajet des renflements, des nœuds, qui seront à l'avenir le point de départ d'autant de gommes tuber-culeuses, d'abcès froids.

« Leur paroi, dit Lejars, est infiltrée de cellules embryon-naires encerclées d'une zone des mêmes éléments ; plus tard, ce sont des nodules entièrement développés qu'on y trouve ; ils font relief dans la lumière du vaisseau, le rétrécissent et font stagner la lymphe à demi coagulée, jaunâtre et d'apparence caséeuse. Les nodosités sont dues en grande partie à la péri-lymphangite tuberculeuse.

A plusieurs reprises on a pu faire l'examen histologique et bactériologique de ces grains lymphatiques ; leur structure est celle des gommes tuberculeuses et leur évolution suit la même loi. « Le centre du noyau était caséeux, dit Kargl, et il était entouré de cellules géantes et de bacilles, le tout noyé dans une épaisse couche de globules blancs ». Chaque nodule suivra donc fatalement l'évolution du tubercule. Il se caséifiera et chacun formera un petit abcès froid en miniature qui inoculera de produits septiques les tissus voisins et sera l'amorce d'autant de petites collections suppurées à la face externe de la plèvre. Leur réunion donnera naissance à un abcès unique, dont la marche envahissante amènera progressivement l'ulcération des côtes et la production d'une poche sous-cutanée.

Souvent la collection sous-pleurale reconnaîtra pareille origine. Dans ce cas elle s'étendra surtout en nappe et n'aura pas la forme circonscrite de l'abcès d'origine adénitique. Mais on peut admettre avec les auteurs que, souvent aussi, ganglions et lymphatiques seront pris simultanément et que tous deux auront une part égale à la production des désordres observés.

Mais si l'anatomie pathologique permet de conclure à l'existence de la lymphangite tuberculeuse sous-pleurale, en est-il de même de la clinique ? Il est assez difficile de dire quelle a été la voie suivie par l'infection dans l'abcès sous-pleural, suite de pleurésie. Mais en présence d'une collection de cette nature on peut d'emblée éliminer son origine par continuité de tissu, forme qui n'accompagne que les tuberculoses pleurales graves, où la plèvre, difficilement décollée, est creusée d'une cavité peu étendue, mal limitée et où des lésions pulmonaires avancées coïncident avec un mauvais état général.

Au contraire, et c'est le plus souvent ce qu'on observe, un abcès sous-pleural, faisant suite à des altérations pleurales peu intenses, passant quelquefois inaperçues à l'auscultation, devra être compris d'origine lymphangitique. A plus forte raison, si la collection siège en dehors des lignes para-sternales ou prévertébrales, où se trouvent localisés les abcès d'origine adénitique. Quand de semblables conditions se trouveront réunies on devra, selon nous, penser de suite à la possibilité d'une propagation par lymphangite tuberculeuse. C'est à elle, d'ailleurs, que Souligoux, Marmarian, se rallient. Si on se reporte, dit Souligoux, à ce que l'on sait de la propagation de la tuberculose en général, on voit que c'est surtout par la voie lymphatique qu'elle se propage, soit sous forme de lymphangite ou d'adénite tuberculeuse.

» S'il s'agit de lymphangite tuberculeuse, on voit l'abcès sous-costal déterminé par la lésion pleurale gagner par l'espace intercostal sous forme d'une infiltration tuberculeuse qui suit exactement le trajet lymphatique et atteindre les ganglions, soit latéraux, soit antérieurs, soit postérieurs. » Précisant cette citation de Souligoux et nous basant sur la connaissance des groupes ganglionnaires, nous croyons pouvoir dire que tout abcès sous-pleural siégeant entre les ganglions antérieurs ou postérieurs sera d'origine lymphangitique. Les ganglions latéraux sont compris, en effet, entre les deux muscles intercostaux et ne peuvent donner naissance à une collection occupant d'emblée les plans qui sont situés au-dessous d'eux. Nous dirons aussi que tout abcès pré-vertébral et latéro-sternal, pourra être soupçonné de la même origine, si la poche qui le circonscrit est mal limitée, s'étend au loin, semblant par suite suivre le trajet des vaisseaux lymphatiques afférents et ne pas présenter la forme circonscrite, de petit volume, la poche habituelle aux collections purulentes, consécutives aux adénites chroniques suppurées. Ce sont ces considérations qui nous font classer, comme se rattachant à une propagation par lymphangite tuberculeuse, les observations d'abcès froids sous-pleural suivantes :

Observation XII

Abcès froid thoracique d'origine pleurale.

(G. de Rouville, interne des hôpitaux de Paris).

D... J..., employé d'octroi, âgé de 43 ans, entre dans le service de notre Maître, le professeur Duplay, suppléé par le professeur-agrégé Delbet, le 23 juillet 1894.

Antécédents héréditaires. — Père mort de pneumonie, trois mois avant la naissance de son fils. Mère morte, 70 ans, présentant une gomme tuberculeuse au niveau de la cuisse gauche.

Antécédents collatéraux. — Une sœur morte, à 12 ans, d'une affection dont le malade ne peut spécifier la nature ; elle avait été toujours malade et avait beaucoup maigri.

Antécédents personnels. — Le malade s'est toujours bien porté jusqu'à l'âge de 40 ans ; il n'a jamais eu la syphilis ; il y a trois ans, il fait une pleurésie gauche, d'allure chronique, sans symptômes bruyants, qui le retient au lit six semaines et dont il ne s'est jamais complètement remis ; il a toujours toussé depuis, et il s'enrhume avec une grande facilité ; il n'a jamais craché le sang.

C'est un homme profondément amaigri, d'aspect tuberculeux ; il tousse et il est oppressé. Espaces intercostaux fortement déprimés ; côtes saillantes ; dépressions sous-claviculaires très marquées. Omoplates très en saillie. Il existe, aux deux sommets, en arrière et en avant, une matité très nette, surtout prononcée à gauche. Sonorité normale des bases et de la partie moyenne des deux poumons. La respiration est rude au niveau des deux sommets ; pas de craquements. Expiration prolongée, surtout à gauche.

Il entre à l'hôpital pour une petite tumeur apparue, il y a quatre mois, au niveau de l'articulation chondro-costale de la cinquième côte gauche. Depuis sa pleurésie, le malade a toujours souffert à ce niveau ; matité et obscurité de la respiration localisée à ce point. La tumeur, reconnue par hasard par le malade, est petite et ne dépasse pas le volume d'une amande ; elle est allongée dans le sens de la côte, avec laquelle elle semble faire corps ; elle est rénittente, indolore à la pression, irréductible, immobile ; elle ne paraît pas avoir augmenté de volume depuis quatre mois.

En présence de l'état général du malade, de ses antécédents pleurétiques, de son amaigrissement considérable et surtout des signes stéthoscopiques signalés, nous n'hésitons pas sur la nature de la tuméfaction qu'il présente, et nous portons le diagnostic ferme d'abcès froid thoracique, d'origine probablement costale. M. Delbet confirme notre manière de voir et veut bien nous confier le soin de l'opération.

Le 2 août au matin, nous faisons une incision de 7 à 8 centimètres au niveau de la tumeur et parallèle à son grand axe. Immédiatement au-dessous de la peau incisée, nous tombons sur l'enveloppe de la tumeur, épaisse, fibreuse. Nous essayons de l'isoler des parties périphériques, muscles intercostaux, côtes, mais, pendant ces manœuvres, nous ouvrons la poche ; il s'écoule un dé à coudre environ de pus d'aspect nettement tuberculeux. Deux pinces à forcipressure saisissent chacune des lèvres de la perforation, et nous séparons, au bistouri, la membrane d'enveloppe des tissus qui l'entourent. Nous enlevons ainsi complètement ces parois de l'abcès et pensons en avoir fini ; mais, à travers l'espace intercostal, immédiatement au-dessous de la côte supérieure, nous voyons sourdre quelques gouttes de pus venant de la profondeur. Nous incisons franchement l'espace intercostal dans une étendue de 7 centimètres, et, aussitôt, une véritable nappe purulente se présente, qui inonde le champ opératoire ; il sort ainsi environ un demi-verre de pus.

L'index, introduit dans la cavité sous-costale qui résulte de cette évacuation, ne parvient pas à en déterminer les limites. Nous réséquons alors de 6 centimètres la cinquième côte ; il nous est, dès lors, facile de juger l'étendue de la poche médiastine et de voir que les parois en sont formées par la plèvre pariétale en dedans, refoulée, flottante et épaissie, et par la face pleurale de la cinquième et de la sixième côte. Nous réséquons 3 centimètres de cette dernière ; par la brèche thoracique ainsi pratiquée, nous grattons, à la curette, toutes les parties accessibles de la cavité, et touchons au chlorure de zinc.

Nous bourrons la cavité à la gaze iodoformée ; la plaie des parties molles est réunie au fil d'argent, sauf à son extrémité supérieure, par laquelle sort le bout de notre mèche de gaze. Pansement antiseptique. Le malade est remporté dans son lit. Le soir, la température est de 37°.

La nuit suivante, le malade est agité et tousse plus que de coutume ; il y a un peu de fièvre, et le thermomètre marque 38° le lendemain matin. Les jours suivants, tout rentre dans l'ordre ; nous enlevons, quatre jours après l'intervention, la mèche de gaze iodoformée et la remplaçons par un drain de caoutchouc de petit volume. La plaie est parfaitement réunie ; il ne sort, par l'ouverture supérieure, que quelques gouttes de liquide séro-purulent. Le malade a bon appétit, passe d'excellentes nuits et reprend des forces.

Les côtes réséquées sont examinées avec le plus grand soin ; il nous est imposible d'y découvrir la moindre lésion, même superficielle ; les deux faces et les deux bords sont absolument intacts.

Ce qui nous fait penser ici que cette observation est due à une propagation lymphatique des lésions pleurales aux ganglions sous-jacents, c'est l'étendue des lésions en surface. Un abcès développé en quatre mois et décollant assez la cavité sous-pleurale pour qu'on ne puisse « limiter l'étendue des lésions » ; la topographie de celle-ci, s'étendant le long de l'espace intercostal, c'est-à-dire suivant le trajet des lymphatiques, semblent confirmer notre opinion. Un abcès d'origine ganglionnaire aurait eu plutôt tendance à faire de l'envahissement suivant le sens de la chaîne mammaire, c'est-à-dire de haut en bas. Hâtons-nous de dire cependant que dans le cas de M. de Rouville, le processus de caséification, débutant par les lymphatiques comme point de départ, devait s'être étendu aussi au ganglion tributaire du cinquième espace intercostal, siège de l'abcès.

Observation XIII

Abcès froid des parois thoraciques, avec collection sous-pleurale.

(Inédite).

(Recueillie dans le service de M. le professeur Forgue, par M. Malbois, interne du service).

B... (Clément), 37 ans, menuisier, entré à l'hôpital le 18 mars 1898, salle Delpech, n° 26, service de M. le professeur Forgue.

Antécédents héréditaires : père bien portant. La mère est morte à 36 ans, d'une pleurésie. Cinq frères et une sœur, tous bien portants.

Antécédents personnels : Le malade a eu une fièvre typhoïde à 12 ans. Il s'en est très bien remis et a fait sans indisposition son service militaire. Il prétend n'avoir jamais toussé, mais il avoue s'enrhumer facilement.

En 1893, il y a cinq ans, il reçoit une contusion violente du thorax, une armoire assez lourde lui étant tombée dessus. Il fut obligé de garder huit jours le lit, et fait remonter à ce traumatisme le début de tous les accidents actuels. Trois mois après cet accident, au-dessous du sein droit, au niveau de la sixième côte, apparaît une tumeur qui grossit insensiblement et qui était indolore. Elle acquiert le volume du poing, puis se crève trois mois après son apparition en donnant issue à une grande quantité de pus. Cet écoulement continue environ deux mois. Le docteur qui le soignait fit de fréquents lavages dans la poche et des attouchements au naphtol camphré. Trois mois après, cette fistule se ferma complètement.

Presqu'en même temps que la tumeur siégeant à la face antérieure du thorax, en apparaît une qui se développe à sa partie postérieure, à droite du rachis, et qui grossit insensiblement sans douleur. Elle s'abcède, et donne issue à une quantité de pus considérable. Depuis, l'écoulement n'a pas cessé. Un peu au-dessus de cette seconde poche, il s'en développe une nouvelle, apparue deux ans après, et qui est ouverte par une ponction. Elle se fistulise.

Il y a environ six mois, il s'est formé dans la région sous maxillaire gauche, une adénite qui est arrivée au volume du poing. Elle s'est ouverte spontanément et est actuellement guérie.

A la jambe droite, il y a quatre mois, à la suite de douleurs assez marquées dans le genou, qui ont nécessité la marche avec un appui, est apparue une tuméfaction assez marquée, qui a bientôt rendu la marche à peu près impossible.

Enfin le malade nous signale un abcès de la marge de l'anus ayant évolué rapidement et avec grande douleur, et complètement guéri après incision.

Etat actuel. — On trouve : 1° A droite du thorax, à cinq ou six centimètres du bord droit du sternum, au-dessous du mamelon et dans le cinquième espace intercostal, une cicatrice déprimée, adhérente à la côte.

2° En arrière et à droite du thorax, à deux ou trois centimètres en dehors de la ligne médiane, deux orifices fistuleux, le supérieur plus éloigné de la ligne médiane que l'inférieur, celui-ci siégeant à six centimètres au-dessous du plus élevé. Une gouttelette de pus verdâtre s'en échappe à la pression. Celle-ci est assez douloureuse, quand on presse sur la neuvième et dixième côtes sous-jacentes. La colonne vertébrale est reconnue saine. Un stylet réunit facilement ces deux trajets ; ni l'un ni l'autre ne conduisent sur un point osseux. Les orifices sont nettement tuberculeux.

3° Au niveau de l'angle inférieur de la branche montante du maxillaire inférieur et à gauche, une cicatrice irrégulière et déprimée.

4° A la partie supéro-externe de la jambe droite, immédiatement en dedans de la tête du péroné et sous le tubercule de Gerdy, une tuméfaction indolore, molle et nettement fluctuante. La peau qui la recouvre est très amincie et rouge vineux. La tuméfaction se prolonge vers le creux poplité, mais ne dépasse pas la crête tibiale.

5° Au niveau du testicule gauche, qui est augmenté de volume, on trouve quelques noyaux durs, surtout à la queue de l'épididyme.

L'appareil respiratoire est soigneusement examiné. Malgré les affirmations du malade, qui nie tout antécédent pulmonaire, on trouve un peu de submatité au sommet droit et en arrière, et ainsi qu'à la base du même côté. A l'auscultation il y a quelques frottements dans la fosse sous-épineuse et de l'obscurité respiratoire étendue à toute la base droite ; rien à gauche.

Le malade a maigri, et est d'aspect assez malingre.

En présence de tous ces signes, on porte le diagnostic de tuberculose osseuse à généralisation multiple.

Opération le 21 mars. Anesthésie à l'éther.

On s'attaque d'abord aux foyers siégeant à la face postérieure du thorax. Une incision de 10 centimètres réunit les deux orifices fistuleux. Perpendiculairement à cette dernière et suivant le trajet de la 10ᵐᵉ côte, on fait une nouvelle incision de 15 centimètres, qui forme avec la première une incision en croix. On tombe ainsi sur une poche du volume d'une mandarine, appliquée sur les faces postérieures des 9ᵐᵉ et 10ᵐᵉ côtes. Elle est de dissection difficile, mais peut être enlevée en totalité. On aperçoit alors, sur le bord supérieur de la 10ᵐᵉ côte, un point fongueux. M. Forgue pratique alors la dénudation de la côte, dont la surface extérieure paraît saine ; puis, à l'aide de la rugine de Doyen, la résèque sur une longueur d'au moins 12 centimètres, depuis son col jusqu'à l'extrême limite de l'incision cutanée. On enlève une égale longueur de la 9ᵐᵉ côte et on a ainsi une vaste cavité dont le fond est formé par le périoste interne décollé. On aperçoit alors nettement l'orifice fongueux signalé plus haut. On y introduit une sonde cannelée, qui conduit dans une cavité située sur les flancs de la colonne vertébrale. On incise le trajet et on curette la cavité, qui a le volume d'un œuf et est remplie de fongosités. Elle est appliquée sur les flancs de la colonne vertébrale par la plèvre pariétale. On est certain qu'on se trouve en présence de la plèvre, car on peut, avec le doigt, décoller, en haut, la paroi antérieure de la cavité et l'agrandir, ce qui ne peut se faire qu'aux dépens d'un décollement pleural. On peut d'ailleurs observer, et on le fait remarquer aux élèves, les mouvements d'ampliation et de retrait de la plèvre.

La cavité, bien nettoyée, est touchée à la solution phéniquée forte ; deux gros drains y sont placés pour assurer l'écoulement des liquides. On suture la peau au crin de Florence après avoir excisé les orifices des trajets fistuleux. Un pansement rigoureusement compressif applique les uns sur les autres les différents plans intéressés dans l'opération.

On ouvre alors l'abcès situé à la partie supéro-externe de la jambe droite. On ne trouve aucun point de départ osseux. C'est un simple tuberculome.

Cette observation nous paraît d'une importance capitale ; elle démontre, d'une façon irrécusable, l'existence d'un abcès froid sous-pleural, ayant produit une nécrose osseuse secondaire. Son siège, son développement nous permettent d'en comprendre la pathogénie de la façon suivante :

Le point de départ est, évidemment, le foyer tuberculeux dont il est difficile de préciser la nature, osseuse, d'origine pleurale, ou simplement gomme tuberculeuse siégeant au niveau de la 6ᵐᵉ côte droite. De là, l'infection a gagné les lymphatiques intercostaux, qui l'ont transportée, suivant leur trajet classique, aux ganglions sous-pleuraux longeant la colonne vertébrale. Un de ceux-ci s'est abcédé et a formé la collection purulente apparue le long de l'angle postérieur des côtes, quelque temps après celle de la face antérieure du thorax. Le rôle des vaisseaux lymphatiques est ici incontestable. Il semble aussi que la forme de la cavité suppurante et son siège puissent faire admettre vraisemblablement que c'est bien une suppuration d'ordre ganglionnaire.

Quant au point de départ de l'affection, il semble bien difficile à préciser. M. Forgue nous a paru réserver son opinion sur ce point si intéressant. Tout dépend de la lésion première, dont nous n'avons pas le point de départ exact. Mais les symptômes respiratoires observés ne peuvent-ils pas faire supposer qu'une lésion pleurale peut être le point de départ de tous ces accidents ? Nous n'osons l'assurer, ne voulant pas résoudre une question sur laquelle notre Maître n'a pas voulu se prononcer.

Observation XIV

Inédite.— Recueillie dans le service de M. le professeur Forgue, par M. Malbois, interne du service

Tuberculose de la deuxième côte droite, avec collection sous-costale.

M... (Marius), 25 ans, homme de peine, entre à l'hôpital le 12 février, salle Delpech, nº 25, service de M. le professeur Forgue.

Antécédents héréditaires. — Rien à signaler, le père mort accidentellement à 36 ans.

Antécédents personnels. — Le malade a eu la petite vérole à deux ans. Depuis, il s'est toujours bien porté, il a fait ses trois ans de service sans un seul jour d'infirmerie ou d'hôpital. Il aurait eu cependant une bronchite mal soignée.

Il y a deux ans, en novembre 1896, il prétend avoir reçu une contusion violente du thorax à droite, ayant nécessité une incapacité d'un mois. Un an après, en décembre 1892, il est pris de douleur dans l'épaule droite. Puis un beau jour, il s'aperçoit par hasard qu'il porte au-dessous de la clavicule, à droite, une tumeur du volume d'une noix. Elle grossit rapidement, et devient bientôt fluctuante. Les douleurs de l'épaule persistent. Il entre à l'hôpital de Cette, où on pratique une ponction exploratrice, qui ne ramène que du sang. On pense à une tumeur osseuse, et le malade est évacué sur l'hôpital de Montpellier.

Etat actuel. — On trouve dans la région costo-mammaire, une tumeur qui siège au niveau du grand pectoral droit. Elle a le volume d'une grosse orange, et est beaucoup plus allongée dans le sens transversal que dans le sens vertical. Elle paraît se diriger suivant le trajet de la deuxième ou troisième côte, au-dessus desquelles elle se trouve placée. La peau est normale, mobile sous les plans sous-jacents. Elle offre une ou deux veinosités assez marquées.

La tumeur est rénittente, elle est légèrement douloureuse à la pression, et se trouve nettement située au-dessous des fibres du grand pectoral. Elle est irréductible à la pression, et absolument fixe sur les plans profonds. Les côtes explorées ne révèlent la présence d'aucun point douloureux, le malade déclare ne souffrir nullement de sa tumeur, mais il se plaint de douleurs vagues dans toute l'épaule, douleurs qu'on attribue à la compression des filets nerveux par la tumeur. On diagnostique un abcès froid de la paroi thoracique. L'examen pulmonaire est négatif.

Opération le 19 février. — Après anesthésie à l'éther et asepsie préalable de la région, on fait suivant le grand axe de la tumeur une incision de 10 centimètres. Le grand pectoral sectionné, on tombe sur une vaste collection purulente dont le pus sous pression, s'échappe en jet ; il est assez bien lié, et renferme peu de débris caséeux. M. le professeur Forgue procède alors à la dissection des parois de l'abcès qui sont enlevées en grande partie. On curette énergiquement le foyer, ce qui permet d'apercevoir au-dessous de la deuxième côte, un orifice par lequel sourd une goutte de pus. Il est incisé, et M. Forgue est obligé pour le suivre de réséquer environ cinq centimètres de la deuxième côte. On tombe alors sur une cavité sous-costale, remplie de fongosités, qu'on enlève soigneusement. La paroi postérieure en est formée par la plèvre, qui peut facilement être décollée au point qu'on sent très bien le dôme pleural. La plèvre a paru saine, sauf en un point où il semble que quelques fongosités pénètrent dans son épaisseur. La face interne de la côte est dépolie ; à son bord inférieur existe un point de carie limité, mais très net.

On touche la plaie à la solution phéniquée forte. La cavité, comblée à la gaze iodoformée, est réunie complètement, sauf à son angle inférieur. Un pansement compressif termine l'opération.

26 février. — Les suites opératoires ont été excellentes. Le malade ne souffre plus. On fait un premier pansement. La plaie offre un très bon aspect. Une assez grande quantité de pus souille le pansement. La gaze enlevée est remplacée par deux drains.

4 mars. — Nouveau pansement. La réunion est parfaite. On enlève les crins. La quantité de pus écoulée est assez considérable.

22 mars. — Il existe seulement un petit orifice fistuleux, à la partie inférieure de l'incision ; il est en bonne voie de cicatrisation. L'état du malade est excellent.

Nous donnons cette observation comme complément de notre étude sur l'abcès froid sous-pleural. La collection purulente semble venir de la plèvre, puisqu'on trouva sur sa partie mise à nu quelques fongosités la pénétrant ; mais nous n'oserions l'affirmer.

CHAPITRE IV

ANATOMIE PATHOLOGIQUE ET SYMPTOMES
DES ABCÈS FROIDS SOUS-PLEURAUX

Nous venons d'exposer en une revue générale la pathogénie
de l'abcès froid sous-pleural, auquel nous avons strictement
limité ce travail. Nous allons rapidement en étudier l'anatomie
pathologique, les symptômes et le traitement, qui ont beaucoup de points communs avec les autres abcès de la paroi
thoracique.

ANATOMIE PATHOLOGIQUE. — En étudiant l'anatomie du tissu
cellulaire sous-pleural, nous avons déjà dit que ce tissu forme,
entre la plèvre et l'aponévrose endothoracique de Luschka, des
lames celluleuses ordinairement envahies par de la graisse,
mais d'épaisseur relativement faible. Cet espace conjonctif se
trouve soigneusement inclus par la plèvre, en dedans, et la
paroi thoracique, en dehors. Il s'ensuit qu'une collection purulente formera difficilement, comme en d'autres points de l'éco-
nomie, une de ces collections volumineuses et renfermant du
pus en grande quantité. Par la force même des choses, cette
collection sera forcée de s'étaler en nappe, décollant la plèvre
des côtes, mais incapable de la refouler trop en dedans. C'est
cette disposition que l'on trouve signalée par tous les auteurs.
On peut même se demander si le terme d'abcès, qui semble
indiquer une collection bien limitée, est ici applicable, tant est

habituellement peu abondante la quantité de pus que renferme
la collection sous-pleurale ; ce qui est certain, c'est qu'étalée
en surface, elle est habituellement mal limitée à la péripleurite.

D'après la théorie de Lannelongue, on peut supposer cette
nappe liquide et fongueuse, faisant tache d'huile et s'agran-
dissant jusqu'au moment où le foyer sous-pleural s'insinue à
travers la paroi thoracique et veut faire saillie sous la peau.

Nous n'étudierons pas ici le contenu et la structure des parois
de l'abcès sous-pleural. Après les travaux de Lannelongue,
tous les auteurs redisent et répètent les paroles du maître. Ce
qui nous intéresse, c'est seulement l'étude macroscopique du
foyer dont nous venons de dire plus haut les limites irrégu-
lières. La paroi postérieure est formée par la plèvre fongueuse,
épaissie, quelquefois paraissant saine, d'autres fois laissant apercevoir sous la curette de petits trajets avec bouchons fongueux,
indiquant nettement qu'il s'agit alors d'un abcès par continuité
de tissu. Quelquefois, comme dans un cas de Poirier, ce trajet
conduit dans une cavité, disposition rare, mais importante
dans l'étiologie de l'abcès.

La paroi antérieure est partie osseuse, partie musculaire.
Les lésions en sont variables, suivant que le point de départ
de la collection purulente est osseux ou pleural. Dans le premier cas, on voit à la face interne d'une ou plusieurs côtes, des
ulcérations, de véritables nécroses de toute la table interne ;
quelquefois, mais rarement, la lésion est localisée à la gouttière costale, au seul bord inférieur de l'os. Quand le pus vient
de la plèvre, il n'est pas rare, si la collection est ouverte de
bonne heure, de trouver les os intacts. Un épaississement du
périoste, signalé dans nombre d'observations, indique la réaction inflammatoire de cette membrane, qui peut se traduire,
comme dans un cas de Peyrot, par une production d'os périos-
tique. Mais ces cas sont l'exception ; le plus souvent, la face
interne des côtes est nécrosée. Il se produit ici une véritable

inoculation directe du tubercule, absolument comparable aux
ulcérations secondaires qui se font dans une articulation, quand
une épiphyse malade, point de départ d'une tumeur blanche,
inocule par produits septiques l'épiphyse saine opposée. Le plus
souvent, et même toujours, un plus grand nombre de côtes sont
cariées ; nous citons des observations où 3, 4, 5 côtes,
reconnues malades, furent reséquées. Le sternum, les corps
vertébraux même peuvent ainsi être atteints quand un abcès
est la conséquence d'une adénite pré-vertébrale ou latéro-
sternale.

Les parties détruites sont toujours plus considérables que
ne le faisaient supposer, d'une part, les symptômes cliniques,
d'autre part, la face externe de l'os, mise à nu au moment de
l'intervention. Nous signalons un cas où presque toute la face
interne du sternum était atteinte, alors qu'on ne trouvait rien
d'anormal sur sa face externe.

Les parois musculaires, que la collection soit d'origine
osseuse ou pleurale, sont, en règle générale, envahies, alors
même que les os sont indemnes. Traversant les orifices dont
est percé l'espace intercostal, ou en dissociant les fibres musculaires, les fongosités marchent vers la surface cutanée. Les
orifices, les conduits qu'elles se creusent, obstrués par elle,
peu visibles, sont importants à rechercher. Le plus souvent,
ce sont eux qui, poursuivis par la curette de l'opérateur, lui
font découvrir le foyer sous-pleural. On les trouve quelquefois
au milieu de l'espace intercostal, comme aussi dans un des
angles de la plaie, sous le bord inférieur d'une côte, comme nous
le voyons signalé dans une observation du professeur Forgue.
Les orifices sont ordinairement multiples ; ils suivent, et c'est
là une loi bien établie par Souligoux, les lymphatiques, qui
vont du réseau intercostal dans le réseau sous-pleural, ou
encore les filets nerveux ou les vaisseaux qui traversent l'espace intercostal. De calibre réduit, obstrués par les fongosi-

tés, ils ne permettent habituellement pas à la poche superficielle
d'être réductible.

De cette collection sous-cutanée nous ne dirons rien ; elle
ne nous offre d'intéressant que le fait de transformer l'abcès
sous-pleural en abcès en bouton de chemise ; elle n'a pas plus
d'intérêt anatomo-pathologique qu'un tuberculome vulgaire.
Tel est l'abcès sous-pleural schématique. A côté de ce proto-'
type viennent se grouper des formes variables ; on a rencontré
des abcès cloisonnés. Ainsi, dans l'observation de Poirier, il
fallut poursuivre plusieurs clapiers limités par des tractus
fibreux ; c'est dire qu'il faudra, une fois la poche ouverte, en
examiner soigneusement tous les recoins, suivre et ouvrir largement les trajets fongueux, si minimes qu'ils soient.

Une fois la poche extérieure constituée, il est permis de
décrire plusieurs variétés d'abcès ; c'est ainsi qu'on peut voir
les deux collections égales en volume, comme aussi rencontrer la poche sous-costale très volumineuse comparée à celle
qui est extérieure. C'est alors l'abcès décrit sous le nom de
sous-costal, la précédente forme réunissant à la fois les abcès
sus et sous-costaux des classiques. Ces distinctions n'ont que
peu d'importance. Basées sur la forme plutôt que sur la
nature de la collection purulente, elles sont appelées à disparaître. Nous ne les décrirons pas, et nous passons de suite à
la description des symptômes de l'abcès froid sous-pleural.

SYMPTOMATOLOGIE. — Un fait curieux, c'est que souvent de
vastes collections ayant décollé la plèvre et ulcéré les côtes,
passent inaperçues. Il existe, en effet, deux périodes, et nous
dirions volontiers trois périodes dans l'étude de l'abcès sous-
pleural. Une, de latence, où les lésions évoluent lentement ;
une deuxième, dans laquelle la collection purulente s'est fait
jour à travers l'espace intercostal et fait saillie sous la peau ;
une troisième, enfin, qui correspond à l'étude de l'abcès sous-

pleural, quand la poche superficielle s'est ulcérée et fistulisée.

Dans la première période, l'abcès froid sous-pleural ne se traduit par aucun signe permettant d'en reconnaître l'existence.

Dans le cas qui nous est fourni par un mal de Pott, une exacerbation vespérale de la fièvre fut le seul signe du début des accidents. L'enfant, jusqu'alors apyrétique, avait régulièrement de grandes oscillations thermiques, indiquant une suppuration probable. Il dépérissait, et on ne trouva que par hasard la cause de semblables accidents.

Quand l'abcès est d'origine pleurale, une sensation de pesanteur, un point névralgique rebelle, limité quelquefois et sensible à la pression, indiquent une collection en voie d'organisation. Un point douloureux, constant, le long d'une côte, sur les bords du sternum, seront l'indice de l'attaque primitive de ses os. Les sensations névralgiques semblent surtout marquées chez les pleurétiques anciens, mais rien n'est moins constant que ces symptômes du début, et c'est souvent par hasard que le malade s'aperçoit qu'il est porteur d'une tumeur sur les parties latérales ou près de la ligne médiane thoracique.

A cette période, la tumeur offre tous les caractères de l'abcès froid de la paroi thoracique et que l'on peut classer en signes physiques ou fonctionnels. Nous n'insisterons, parmi ceux-ci, que sur ceux qui nous paraissent intéressants ou appartenir en propre à la variété d'abcès froids que nous étudions.

L'aspect extérieur de la tumeur est variable ; il en existe de volumineuses, comme aussi de relativement peu développées. Leur forme est le plus souvent allongée, suivant le sens de l'espace intercostal ; leur siège est un signe d'assez d'importance. Ils sont toujours situés dans trois grandes régions : le long des bords du sternum ; le long de la colonne vertébrale ou, au contraire, sur la ligne axillaire. Deux raisons, d'ordre anatomique, nous donnent l'explication de ce fait. La première est la présence, au niveau de ces trois lignes, de chaînes ganglionnaires dont nous avons déjà parlé plusieurs fois ; la deuxième, plus importante, c'est qu'en ces points existent des orifices, de véritables espaces perforés, qui correspondent aux points où les vaisseaux et les nerfs costaux traversent la barrière musculo-aponévrotique de l'espace intercostal. Le pus suit le plus souvent cette voie d'échappement toute naturelle. Le siège d'une collection purulente sur ces trois lignes sera donc un signe précieux sur son origine probable.

Si la voie de communication entre la poche superficielle et sous-costale est assez large, on peut quelquefois réduire la première, qui reflue dans le thorax. Réciproquement, une forte expiration, des efforts de toux font refluer la poche endothoracique vers l'extérieur et augmentent la tension de l'abcès superficiel ; mais ce sont là des signes qui sont assez rares. Leur valeur n'en est cependant pas diminuée, tout au contraire.

Nous ne décrirons pas la coloration de la peau, sa mobilité sur la tumeur sous-jacente, pas plus que les différentes phases que traversera la consistance de cette dernière suivant qu'elle sera à la période dite de crudité ou de ramollissement. Ce sont là les signes vulgaires de toute collection tuberculeuse. Un signe décrit par Tillaux est cependant à retenir. Il arrive souvent que la tumeur, surtout si sa marche est rapide, est fluctuante d'emblée. Dans ce cas, à la palpation, elle n'offre pas le bourrelet dur ; toute la tumeur est fluctuante ; c'est un petit symptôme, mais qui peut aider quand il s'agit de la distinguer d'une gomme sous-cutanée ou d'origine purement osseuse.

D'autres signes ont une tout autre importance. Nous voulons parler de l'inspection du squelette thoracique. Les côtes sous-jacentes à la tumeur ont le plus souvent conservé leur aspect normal ; elles n'ont pas subi d'hypermégalie appréciable, et si loin que le doigt peut les suivre sur toute la tuméfaction fluctuante, on peut s'assurer qu'elles ont gardé leur volume normal.

A ce signe, spécial à l'abcès sous-pleural arrivé à être sous-cutané, s'en joignent d'autres fournis par la percussion et l'auscultation du malade. Nous rapportons dans notre travail une observation résumée de la thèse d'Auclert. On diagnostiqua pendant la vie du malade des signes certains de tuberculose pulmonaire, dont on ne trouva nulle trace à l'autopsie. Il est permis, dans ce cas, de se demander si la présence d'une collection sous-costale, plus ou moins abondante et ayant altéré plèvre et paroi, ne peut s'accompagner d'une zone de matité plus ou moins marquée, ainsi que de l'absence ou de la diminution du murmure vésiculaire; celle-ci, qu'on peut aussi rapporter à des lésions pleurales, est notée dans une observation que nous avons prise dans le service du professeur Forgue.

Tous ces signes n'acquerront une réelle valeur que lorsque, comme dans l'observation d'Auclert, ils ne se rencontreront qu'en un point limité du champ pulmonaire. Toutes les fois que des lésions pleurales ou tuberculeuses étendues seront évidentes, ils perdront leur valeur.

Un autre symptôme un peu particulier est le développement rapide que prend la collection purulente apparaissant sous la peau. On dirait que le pus sous tension dans l'espace sous-pleural se répand brusquement dans le tissu cellulaire sous-cutané, dés qu'il a franchi la barrière intercostale. D'après Souligoux, Marmarian, Sabattier, Tillaux, ce signe coïncide bien avec l'apparition d'une collection purulente, arrivant toute formée sous la peau. On sait, au contraire, avec quelle lenteur se font ordinairement les abcès dus à une carie costale primitive et superficielle.

Quelle que soit la valeur à attribuer à ces différents symptômes physiques, ils sont certainement plus caractéristiques que les symptômes fonctionnels ; ceux-ci sont, autant vaut dire, négatifs. Leplat avait signalé ce fait quand il disait : « Il n'y a pas de douleur, pas de réaction fébrile, et ce n'est que par accident que le malade s'aperçoit de la présence de l'abcès. » La douleur est en effet très inconstante ; elle est spontanée et consiste alors en sensations vagues de pesanteur, de tiraillements, quelquefois semblables à des phénomènes névralgiques.

Spontanée, elle fait souvent défaut par suite de l'absence de lésions ostéopathiques superficielles. Une pression faite le long de la côte peut cependant la faire naître, sourde, mal précisée, mais toujours supportable. Tillaux, dans une clinique, insiste beaucoup sur ce fait, qui n'est pas sans importance.

L'abcès évoluant peu à peu vers la périphérie a lentement détruit la peau. Subitement elle s'est ulcérée, livrant passage à la collection purulente qui se déverse abondante les premiers jours. Avec cette terminaison disparaissent la plupart des symptômes physiques et fonctionnels et se montre la fistule. Celle-ci est de règle absolue. L'orifice étroit qui fait communiquer les deux poches entre elles est insuffisant à l'évacuation des lésions profondes. La carie costale entretient elle aussi l'écoulement ; les lésions tuberculeuses s'accroissent par le fait de leur vitalité propre et envahissent lentement plèvre, sternum et côtes, si l'on n'intervient pas.

L'orifice fistuleux gêne le malade et il est le plus souvent la cause de son entrée à l'hôpital.

Nous ne décrirons pas ici l'aspect de la fistule, qui ne diffère en rien de celles qui accompagnent les lésions tuberculeuses. Disons seulement que leur exploration au stylet permet de découvrir le plus souvent un point osseux carié, qui arrête là les recherches. Mais on peut aussi, en contournant une côte, en tordant de différentes façons l'instrument, tomber dans une poche mal limitée dont la constatation est très importante pour faire le diagnostic.

Nous ne ferons qu'indiquer les symptômes généraux qu'accompagnent de tels désordres. Leur constatation est surtout utile quand il s'agit de discuter la nature vraie d'une collection purulente des parois thoraciques. L'examen de l'appareil pulmonaire sera toujours pratiqué systématiquement. La constatation de signes de tuberculose d'une pleurésie ancienne pourrait servir à rattacher une collection sous-pleurale à une lésion pleurétique. De la nature des collections sous-pleurales dont nous venons d'étudier la pathogénie, nous ne dirons rien. Nous avons assez insisté à plusieurs reprises sur la migration du pus des parties profondes vers les parties superficielles, migration qui se fait soit par les vaisseaux lymphatiques au niveau des espaces perforés antérieurs, latéraux ou postérieurs, soit par simple dissociation des fibres musculaires de l'espace intercostal. Il est de règle de voir ainsi plusieurs orifices livrant passage aux fongosités. Le fond de la poche sous-cutanée devra être toujours visité avec soin, car rien n'est moins constant que leur marche et le point où ils émergent. Il faut souvent les rechercher sous le bord inférieur des côtes, où ils se dissimulent ; mais il est rare, ainsi que le témoignent les 70 observations de Souligoux, qu'ils passent inaperçus.

Une collection sous-pleurale étant reconnue tuberculeuse, il est donc important de savoir si elle est sous-cutanée ou si, au contraire, elle vient des plans profonds. Nous éliminons les cas où le diagnostic est à faire entre ces collections et les manifestations syphilitiques ou des tumeurs plus ou moins fluctuantes siégeant au niveau des parois thoraciques pour ne résoudre que la question posée plus haut.

La solution dépend uniquement de l'examen attentif des signes physiques. On notera avec soin le siège de l'abcès ou de la fistule. Est-il sur la ligne axillaire ou sur les bords du sternum ou du rachis, nous aurons vraisemblablement affaire à un abcès sous-pleural. Au contraire, une gomme tuberculeuse

sous-cutanée, un abcès froid consécutif à une carie superficielle de la côte, n'auront pas de siège précis. De plus, leur
aspect, leur volume et leur développement pourront aider à en
reconnaître la nature.

Le plus souvent dans ce cas, le malade assistera à l'évolution de la tumeur, débutant par un petit point dur qui s'étend,
fait tache d'huile, puis se ramollit ; elle ne rappellera en rien
l'apparition ordinairement rapide d'une collection fluctuante
d'emblée et de volume ordinairement considérable, qui accompagne l'irruption sous-cutanée d'un abcès sous-pleural. Celui-ci
s'accompagnera d'ailleurs de signes thoraciques qui lui sont
absolument particuliers.

La place occupée par la nappe sous-pleurale sera mate ; on
y remarquera l'absence de murmure vésiculaire, quelquefois
même de la pectoriloquie aphone, de l'égophonie. L'étude des
antécédents du malade confirmera souvent un diagnostic douteux ; une affection pleurale antérieure, des signes manifestes
de tuberculisation pulmonaire seront en faveur d'un abcès sous-
pleural, d'origine pleurétique ; les lésions de carie généralisée
à plusieurs côtes auront la même valeur diagnostique. Il est
difficile d'admettre une tuberculose osseuse devenue d'emblée
pleuricostale.

Quant aux complications de l'abcès sous-pleural, elles sont
toutes dues à sa nature intime. La présence d'un foyer tuberculeux dans le voisinage du poumon est particulièrement dan-
gereuse. Les infections secondaires se produisant au niveau de
la fistule peuvent aggraver le pronostic. Une fois établie, la
fièvre septique ne tardera pas à apparaître ; on sait quelle est
due à des infections surajoutées au bacille de Koch. L'accrois-
sement des lésions de proche en proche, l'envahissement pro-
gressif de l'espace sous-pleural et des côtes sont d'ailleurs
certains. Aussi n'est-il pas étonnant que tous les auteurs
reconnaissent la nécessité d'instituer le plus tôt possible un
traitement curateur.

CHAPITRE V

TRAITEMENT

I. — Traitement local

Le traitement de toutes les lésions bacillaires repose sur la connaissance de l'évolution même de la tuberculose : celle ci détruit les tissus et les organes par caséification, ou guérit par transformation fibreuse : il faut donc supprimer le foyer infectieux, si celui-ci tend à la première terminaison, ce qui est la règle, ou aider à sa guérison s'il évolue chez un malade assez résistant pour faire de la sclérose. De là, deux procédés thérapeutiques : l'un, véritablement chirurgical, qui se résume dans l'exérèse ; l'autre, qui parvient à son but par des moyens moins radicaux, tels que les injections d'éther iodoformé, de naphtol camphré, de chlorure de zinc, etc. Nous allons successivement passer en revue ces divers modes de traitement avec leurs indications respectives dans les divers abcès froids sous-pleuraux.

A) Traitement non-opératoire

§ 1. *Indications*. — Plus que partout ailleurs, les indications de ce mode thérapeutique sont limitées et peu précises : la meilleure sera certainement une lésion peu étendue chez un individu jeune et vigoureux. Dans ces cas, malheureusement rares, car les malades attendent, pour se faire examiner, que la collection atteigne un certain volume, on pourra tenter avec quelque espoir de faire régresser la lésion en l'étouffant par du tissu fibreux. Dans d'autres cas, le chirurgien se verra forcer la main par des malades pusillanimes, mal disposés à accepter l'éventualité d'une intervention sanglante, ou bien, comme le fait remarquer M. le docteur Forgue, « on se trouvera dans des conditions chirurgicales, d'outillage, de surveillance ou de pansement défavorables au point de vue de l'asepsie stricte, qui est ici de rigueur, dans d'autres cas, enfin, en présence de collections à évolution lente, apyrétique, indolore, sans phéno-mènes inflammatoires ou troubles généraux, paraissant dépen-dre d'une lésion osseuse peu progressive et en voie de guérison. »

Hormis ces circonstances, il semble que le second mode de traitement présente une réelle supériorité ; en tout cas, on ne s'attardera jamais aux injections modificatrices dans les col-lections ouvertes à l'extérieur par des trajets multiples, infec-tés secondairement ; de même des troubles respiratoires ou cardiaques par compression ou propagation commandant l'in-tervention chirurgicale d'urgence.

§ 2. *Technique*. — Substituées à la révulsion et à la compres-sion des anciens auteurs qui faisaient perdre un temps précieux et permettaient aux lésions de s'étendre silencieusement en pro-fondeur, sans autres troubles que ceux de la médication, les injections modificatrices, prônées d'abord par Verneuil, ont été faites avec des antiseptiques très différents. Verneuil et Micku-licz préconisèrent l'éther iodoformé à 10 0/0, introduit dans la cavité de l'abcès. Cette substance n'agirait pas seulement sur la paroi pour la stériliser, mais pénètrerait dans l'intimité des organes pour y porter son action antiseptique et microbicide. Les abcès d'origine vertébrale sont de fréquents exemples de l'efficacité de cette méthode ; mais au niveau du thorax, les particulières facilités d'exérèse ne permettent guère d'en faire l'application.

A la suite des résultats obtenus par l'éther iodoformé, on employa les injections de phosphate acide de chaux (Koëlischer et Albert de Vienne), de créosote, de liqueur de Villate, de solution phéniquée (Hucter), de naphtol camphré (Périer).

Mais ce fut Lannelongue qui sauva la méthode en grande partie délaissée avec les injections sclérogènes au chlorure de zinc. Au lieu d'attaquer directement le foyer, Lannelongue cherche à l'éteindre « en déterminant autour de lui la production d'une gangue fibreuse, véritable barrière à l'extension du mal ». La méthode sclérogène agit non seulement sur les tissus mous, mais porte également son action sur les os ; et le chlorure de zinc porté sur le périoste même produit une véritable ostéite qui s'étend à toute l'épaisseur de l'os et aboutit à la sclérose osseuse curative.

La technique est simple : on se sert d'une seringue de Roux ou de Debove, préalablement stérilisée par le bouillissage ou d'une solution de chlorure de zinc au 1/10. Si l'abcès n'a pas de connexion avec les côtes ou le sternum, on se contentera de faire autour de la lésion limitée au palper par un bourrelet fongueux, des piqûres éloignées d'un demi-centimètre ; à chaque piqûre on dépose deux ou trois gouttes de la solution. Il faut éviter autant que possible de blesser les vaisseaux et les nerfs intercostaux ; mais leur piqûre ne provoque en général pas d'accidents.

Ces injections sont fort douloureuses et nécessitent très souvent l'anesthésie chloralo-morphinée ; au bout de deux ou trois jours, il survient un gonflement modéré qui traduit la réaction des tissus irrités par le caustique ; puis le gonflement disparaît et on recommence plusieurs fois, de façon à scléroser le foyer en totalité.

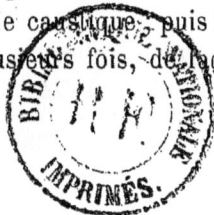

7

Si la lésion a un point de départ osseux et que celui-ci soit
parfaitement connu, les injections devront porter aussi sur l'os,
origine du foyer. On enfoncera dans ce cas l'aiguille presque
sous le périoste et on ne craindra pas de renouveler ces séan-
ces, car la précision demandera dans ce cas, un temps infiniment
plus long. Dans tous les cas un bandage de corps enroulé
autour du thorax maintiendra une bonne compression et aidera
ainsi la guérison.

B) Traitement opératoire

§ 1. — Malheureusement ces injections faites au niveau du
thorax n'évitent pas l'ouverture spontanée de la poche, ni la
formation de fistules ; de plus, on comprend qu'il soit difficile
d'aller scléroser un foyer de lymphangite tuberculeuse profondément situé derrière une côte. Aussi, le plus souvent, que la
collection soit d'origine pleurale, costale, sternale ou ganglionnaire, il y a lieu d'intervenir plus énergiquement.

Il n'est plus admis actuellement que l'exérèse soit un danger
pour le malade et une contre-indication de l'opération. Si,
comme l'a montré Verneuil en 1883, le traumatisme chirurgical peut éveiller, réveiller ou aggraver la diathèse, on peut
objecter qu'il est simplement une cause occasionnelle que
d'autres circonstances auraient réalisée sous d'autres formes
pour le malade. Et malgré l'existence de lymphangites intercostales, une intervention aseptiquement pratiquée a peu de
chances d'inoculer une plaie opératoire. Comme l'a dit Vautrin,
« les individus sur lesquels on constate la généralisation
tuberculeuse post-opératoire étaient mûrs pour cette générali-
lisation ».

Le traitement chirurgical bénéficiera donc de la majorité
des cas, et toutes les fois qu'une exérèse étendue sera possible

il donnera des résultats infiniment plus sûrs et plus rapides que les moyens timides des injections.

§ 2. Technique. — Les règles opératoires échappent à toute description, tous les cas cliniques sont différents. Mais il est un principe général, qui est celui de toutes les interventions pour la tuberculose en général, c'est qu'il faut enlever le plus possible de tissus malades et poursuivre très loin les fongosités, de façon à assainir la région.

Si le tuberculome est facilement accessible, on l'extirpe en totalité et sans l'ouvrir. Mais il sera difficile d'enlever une poche développée au-devant d'une côte, mobile sous la peau et les tissus sous-jacents.

Si elle est volumineuse, bombant sous les pectoraux, envoyant des prolongements en tous sens, l'ablation de la poche en totalité sera matériellement impraticable. On incisera largement, on videra la collection, et à l'aide de la curette de Volkmann on râclera vigoureusement la poche, de façon à enlever toutes les fongosités et à détruire la membrane tuberculogène en totalité. Une fois que l'on se trouvera en présence d'une cavité creusée en tissus sains, on désinfectera à l'aide d'un antiseptique puissant, tel que du chlorure de zinc au 1/10 ou de l'acide phénique en solution forte.

Mais si la lésion est secondaire à une carie costale ou sternale, le chirurgien fera porter directement l'intervention sur le foyer pyogénique. Une incision parallèle à la direction de la côte malade, terminée à ses deux extrémités par deux incisions perpendiculaires, permettra de rabattre en haut et en bas un lambeau cutanéo-musculaire, et découvrira au grand jour l'étendue du foyer. A l'aide de la pince de Mathieu, on sectionnera l'arc costal à la limite de sa portion cariée ; si le périoste est malade ou même douteux, il est superflu de le conserver.

L'opérateur s'achárnera à poursuivre à la curette les trajets fongueux traversant les parois de l'espace intercostal ou s'ouvrant dans le foyer. Leur recherche est des plus importantes, et de leur destruction dépend la guérison complète du malade. On sera quelquefois obligé de débrider de petits trajets bourrés de fongosités et conduisant dans une poche immédiatement sous-pleurale.

Il est, dans ce cas, un accident grave auquel il faut prendre garde: c'est l'ouverture de la plèvre qui, si des adhérences de réaction n'ont pas cloisonné sa cavité, provoque un pneumothorax généralisé souvent mortel.

La technique procèdera des mêmes règles s'il s'agit d'une carie sternale ; on gougera, on curettera, jusqu'au moment où on sentira du tissu osseux sain sous la gouge. Enfin les abcès froids secondaires à une lésion pleurale ou vertébrale verront le traitement de la lésion initiale primer leur thérapeutique propre. Toutefois, dans les abcès par congestion d'origine pottique, la conduite à tenir ne varie guère; si la collection a une tendance à s'ouvrir à l'extérieur, on incisera largement, on curettera et on drainera comme dans les cas précédents. Un bon drainage qui facilitera l'écoulement du pus et l'expulsion des débris caséifiés, sera une condition de guérison sans rechute ni récidive. Il est de toute nécessité ici plus qu'ailleurs de ne supprimer le drainage qu'une fois la cavité comblée et la surface suppurante éliminée.

Une fois le foyer costal détruit, la partie sous-pleurale vidée, l'opérateur devra s'attacher à combler le vide produit par la résection osseuse, et éviter ainsi la formation d'une poche où pourrait s'amasser du pus, et faire des inoculations septiques.

Deux conditions lui permettront de réaliser cette indication : un bon drainage et un pansement compressif.

Cette compression, dit M. le professeur Forgue, est une

condition essentielle de l'affrontement. L'ancienne chirurgie, qui ne disposait que de la charpie peu élastique et des bandes de toile raide, apportait à la confection du bandage un soin dont témoignent les manuels classiques. Avec nos nappes ouatées, nos bandes souples, la technique se simplifie et néglige cet art désormais inutile des « renversés » et des spires égales. Ce que nous exigeons d'un pansement, c'est d'être solide et d'exercer une compression sur les points qui répondent aux parties caves d'un foyer : tel le creux axillaire, après un évidement pour cancer de la mamelle. Il est facile de la réaliser, à mesure que la suture s'avance vers ses derniers points ; un aide établit, au moyen de tampons, une compression méthodique sur les parties suturées ; la réunion une fois terminée, on exprime par l'angle de la plaie le sang qui peut encore avoir suinté, et l'on maintient cette expression en plaçant, à ce niveau, un tampon chiffonné de gaze, un bloc de ouate, qui s'enfoncent dans le creux et dépriment les lambeaux.

II. — Traitement général

Il semble banal de rappeler la part que prend le traitement général de la guérison des tuberculoses locales. En effet, malgré une intervention en apparence radicale, le chirurgien n'est jamais sûr d'avoir enlevé en totalité un foyer de germination. Microscopiquement, les tissus que le bistouri et la curette ont abandonnés paraissent sains ; histologiquement, bien souvent, ils ne le sont pas, et des follicules restent qui peuvent, après une période de sommeil plus ou moins longue, faire récidiver la lésion dans les tissus voisins ou les tissus néoformés. Aussi doit-on, dans tous les cas, mettre en œuvre un traitement général, dont l'importance est presque aussi grande que celle de la thérapeutique locale. Non-seulement les malades conservent dans leur organisme un point bactériologiquement infecté, mais ils ont encore une vulnérabilité spéciale qui les menace perpétuellement. De toute nécessité « il faut refaire leur type nutritif pour les rendre réfractaires à la tuberculose », comme le dit Bouchard, qui a bien tracé les règles de ce programme.

La nécessité d'une bonne hygiène s'impose en premier lieu, l'aération continue, le séjour dans un climat sain, les promenades prolongées, que la localisation thoracique n'entravent pas, comme les tuberculoses des membres inférieurs constitueront le premier élément de ce traitement médical. On y ajoutera une alimentation fortifiante, et l'on ne craindra pas d'aller jusqu'à la suralimentation, préconisée par Debove dans la phtisie pulmonaire. De plus, les ferrugineux, les glycérophosphates de chaux, l'huile de foie de morue créosotée ou non, administrés à haute dose, servent également, chez les enfants, de bons moyens adjuvants ; mais ils demandent, pour agir efficacement et fortifier le terrain tuberculeux, d'être employés avec une inlassable persévérance. Chez les malades aisés, les bains chlorurés sodiques de Salies de Béarn ou les bains sulfureux de Barèges activent la guérison.

Ce sont là les soins qui doivent accompagner tout traitement chirurgical bien conduit ; employés seuls, ils sont presque certainement impuissants. Toutefois, ce n'est pas encore l'idéal ; malgré l'échec de la méthode de Koch, qui n'a donné aucun résultat immédiat ou éloigné vraiment utile, on est en droit d'espérer qu'un jour la thérapeutique de la tuberculose pulmonaire s'enrichira d'un spécifique qui procurera une immunité complète vis-à-vis des si nombreuses manifestations de cette maladie, enrayera leur marche, assurera leur guérison et préviendra toute récidive.

CHAPITRE VI

ÉTUDE DES PÉRIPLEURITES AIGUES

L'étude des péripleurites aiguës est de date récente.

Boyer est le premier clinicien qui lui consacre une mention spéciale dans son *Traité de pathologie externe*. Mais la description qu'il en donne reste inaperçue et nous est revenue d'Allemagne, sanctionnée par les noms de Wunderlich et Billroth. Depuis, un certain nombre d'observations de phlegmon sous-pleural ont été publiées. Bartels, Lachapelle, en ont fait le sujet de mémoires importants, et, avec les cas de Barth, Peyrot, Auclert, l'existence de la péripleurite aiguë a été bien établie et est actuellement admise par tous les classiques. Peyrot lui consacre quelques lignes dans le *Traité de chirurgie*. Souligoux en a donné tout récemment la description dans le traité de Le Dentu et Dalbet.

Malgré cela, l'affection n'en reste pas moins très rare, et son peu de fréquence s'explique nettement par les dispositions anatomiques du tissu dans lequel elle se développe. La première est la situation profonde de l'atmosphère cellulo-graisseuse sous-pleurale, qui la met à l'abri des traumatismes multiples, causes habituelles du phlegmon ; la seconde est son peu de développement, qui contribue à y rendre les suppurations difficiles.

La plèvre qui la sépare du parenchyme pulmonaire lui forme le plus souvent une barrière protectrice. On sait avec quelle facilité cette séreuse peut être le siège d'infections secondaires dans les maladies, en général, de l'appareil respiratoire.

Malgré cela, on ne saurait nier la pénétration de germes infectieux dans l'atmosphère sous-pleurale ; tout phlegmon s'y développant relève de l'infection, et celle-ci peut se produire de différentes manières.

Un traumatisme intéressant la région peut introduire accidentellement les microbes professionnels de la suppuration dans le tissu sous-pleural. Mais c'est là une voie de pénétration rare, si on se rappelle que les accidents septiques qui suivent les plaies pénétrantes de poitrine se localisent surtout sur le poumon et les plèvres et très rarement sur les parois thoraciques. Mais si le traumatisme n'est pas la cause directe de l'infection, du moins il la favorise. Il se passe ici des faits analogues à ceux que l'on observe dans l'atmosphère celluleuse du rein.

Ce n'est que longtemps après une contusion que la périnéphrite suppurée se développe. La contusion, ici comme au thorax, a été suivie d'un épanchement de sang long à se résorber. C'est là un point faible, un vrai terrain sur lequel une infection banale peut amener des suppurations graves. C'est, d'ailleurs, ce qui se passa dans les observations de Lachapelle, où deux péripleurites primitives suivirent, l'une trois mois et l'autre plus longtemps encore, une contusion de la poitrine.

A part ces cas d'explication facile, les germes pathogènes arrivent dans le tissu sous-pleural, soit par la voie sanguine, soit par la voie lymphatique.

Dans le premier cas, on a alors affaire à une véritable infection générale de l'organisme, dont la péripleurite n'est qu'une localisation. Il s'agit alors d'affection secondaire rentrant dans le groupe des suppurations septicémiques, dont les localisations multiples ont été observées un peu partout. Un cas de Wunderlich nous paraît pouvoir être rangé dans cette catégorie. Le malade succombe avec les signes d'une septicémie. Les deux plèvres, le péricarde, les reins, le péritoine sous-diaphragmatique étaient envahis par la suppuration. La rate elle-même était très hypertrophiée.

Quant à la voie lymphatique, c'est celle que suivent les germes infectieux venant d'un organe voisin. Ici, ce seront les côtes, la plèvre qui seront en cause. Le phlegmon sous-pleural sera donc secondaire.

Cette étude étiologique nous montre la rareté des péripleu-rites primitives. Les deux cas de Lachapelle nous semblent, parmi tous ceux publiés jusqu'à présent, les seuls bien établis.

Au contraire, le groupe des péripleurites secondaires est plus vaste, et on peut lui appliquer ce que nous disions des suppurations chroniques de l'espace sous-pleural, c'est-à-dire que les infections venues, soit des plaies superficielles, soit des plaies profondes, sont le plus souvent la cause des désordres observés.

Par ordre de fréquence viennent les lésions costales, puis les affections de la plèvre. Celles-ci, malgré le rôle protecteur joué par la plèvre, peuvent retentir sur le tissu cellulaire péri-phérique. Nous en donnons une observation empruntée à la thèse d'Auclert ; où l'abcès sous-pleural coïncidait avec une pleurésie séro fibrineuse, et un cas résumé de Wunderlich, où on voit la péripleurite aiguë être consécutive à une pleuro-pneumonie.

Observation XV

Il s'agit d'un homme de 27 ans, manœuvre, d'une bonne santé antérieure. A la suite d'un refroidissement au commencement du mois d'octobre 1857, il est pris de frissons, de fièvre avec toux dou-loureuse, expectoration abondante, anorexie. Saignée au début.

Diagnostic. — Pleuro-pneumonie probable du côté gauche, trois mois après péri-pleurite.

Etat actuel. — Le malade entre, le 14 janvier 1858, à l'hôpital. Apparence cachectique, amaigrissement considérable. Sur le côté gauche de la poitrine s'étend une tumeur aplatie, fluctuante ; elle devient crépitante, sonore à la percussion. L'emphysème sous-cutané semble provenir de l'ouverture dans les bronches de l'abcès pariétal. Le malade est en même temps albuminurique ; malgré une complication aussi grave, sa position s'améliore après avoir offert de l'inquiétude. La tumeur disparaît, l'albuminurie diminue et il se produit un rétrécissement de la poitrine comme pour donner la démonstration de la pleurésie antérieure.

Le malade sort de l'hôpital dans un état satisfaisant.

Observation XVI

Recueillie dans le service de M. le professeur agrégé Weill.

(*in* thèse Auclert Lyon, 1893)

C. B... (Anna), 31 ans, revendeuse, entre dans le service de M. Weill, le 7 février 1891. Son père est mort, à 53 ans, des suites d'une vive frayeur ; sa mère, à 52 ans, d'une tumeur abdominale.

Pas d'antécédents personnels ; elle n'aurait jamais été malade et ne tousse pas habituellement. Réglée à 17 ans, toujours régulièrement jusqu'il y a deux mois, date du début de la maladie ; la menstruation a cessé depuis cette époque. Constipation depuis douze jours avant le début, digestion ordinairement difficile.

Cette femme faisait un métier très pénible, elle s'exposait au froid, pendant des heures entières dans l'immobilité.

Le 9 décembre, elle ressentit tout d'un coup un point très violent dans le côté gauche. Pas de frissons, pas de toux ni d'expectoration, pas de sensation de fièvre le soir. Anorexie et diarrhée, qui ont persisté d'une façon continue jusqu'à maintenant.

Au bout de cinq jours, disparition du point de côté, ainsi que la dyspnée qu'il occasionnait.

Amaigrissement prononcé à partir du début de la maladie. Aucun signe nouveau avant l'entrée à l'hôpital, mais le lendemain, sueurs profuses abondantes pendant environ deux heures. Jamais de frissons. Toux rare, expectoration muqueuse. Le thorax est un peu aplati à gauche, en arrière. Pas d'œdème des parois, pas de douleur à la pression. Matité absolue, qui remonte jusqu'à l'épine de l'omoplate, au-dessus de laquelle il y a un peu de sonorité.

Au niveau des trois ou quatre dernières côtes, obscurité respiratoire absolue, remplacée à mesure que l'on monte vers l'omoplate par un souffle tubaire inspiratoire et respiratoire dont le maximum est au-dessous de l'épine de l'omoplate et qui disparaît au-dessus.

Dans les mêmes régions, pectoriloquie aphone, bronchophonie légère à mi-hauteur. Voix généralement un peu chevrotante, vibrations abolies au-dessous de l'épine, diminuées au-dessus. En avant, pas de diminution de la sonorité, léger tympanisme sous la clavicule. Disparition de l'espace de Traube. Le cœur bat dans le quatrième espace, à deux travers de doigt en dedans du mamelon.

10 février. — Ponction avec la seringue de Pravaz. On retire du pus qui vient très facilement dans le septième espace en arrière.

Urines sans albumine.

12 février. — La température du matin est de 37°4 et le soir de 39. Matin et soir, transpiration abondante.

14 février. — La malade se plaint vivement d'une douleur au côté gauche depuis trois jours. Elle gémit, reste immobile. Empâtement de la région latéro-postérieure.

Incision au niveau du huitième espace, en arrière de 5 centimètres jusqu'à l'aponévrose costale interne. On tombe sur un foyer purulent, infiltré, fétide, large comme la main.

Plusieurs ponctions dans la plèvre ne donnent pas d'issue de liquide.

16 février. — Pansement, drainage ; soulagement immédiat, qui a duré.

17 février. — Tousse beaucoup. La fièvre devient rémittente.

Mêmes signes d'auscultation. De nouvelles ponctions en différents endroits ne donnent rien.

8 avril. — Il y a trois jours, la malade a été prise de quintes de toux ; elle sent un goût infect et l'expectoration comprend maintenant des crachats opaques au milieu d'une sérosité abondante. Pas de pus.

15 avril. — La matité persiste ; vibrations toujours abolies à la base. En somme, très peu de changement.

22 avril. — Toujours les mêmes signes : la malade tousse moins.
L'expectoration a perdu la forme vomicoïde.

Respiration obscure en avant et par côté.

14 mai. — Matité jusqu'en haut (à gauche).

Vibrations abolies en arrière et en bas, jusqu'au sommet, existent
en avant. Souffle en arrière et en bas jusqu'à l'épine de l'omoplate,
presque cavitaire. A la fin de l'inspiration, deux ou trois râles très
fins, à timbre presque métallique. Voix de jeton jusqu'à l'épine de
l'omoplate.

12 juin. — Le son revient au sommet gauche ; les vibrations
existent égales à peu près partout. Souffle au sommet. Obscurité en
bas. La respiration ne s'entend bien que sous la clavicule. Abaisse-
ment de l'épaule.

18 juillet. — L'épaule est de plus en plus abaissée. Rétrécissement du thorax. Scoliose dorsale droite. La sonorité est revenue en
avant et en arrière dans la fosse sus-épineuse.

14 septembre. — La malade est plus forte ; elle mange bien et
peut coudre sans fatigue. Elle n'est plus oppressée. La poitrine se
rétrécit de plus en plus à gauche, sauf en avant et en haut.

A l'auscultation, on constate au sommet : obscurité respiratoire, à
la partie moyenne, souffle presque caverneux terminé par des râles
à timbre sec.

A la base, absence respiratoire avec quelques crépitations sèches.
Pectoriloquie aphone. La voix retentit ; timbre de jeton.

Rien en avant. L'expectoration se compose de sept à huit crachats
larges comme des pièces de 1 franc, épais, gris-roses, bien détachés
les uns les autres. Ces crachats ne sont accompagnés d'aucun autre
liquide, ni sérosité, ni mucus.

Pas de fièvre. La malade dort bien.

24 août. — La malade vient se montrer à M. Weill.

Depuis sa sortie, elle n'a cessé de tousser avec expectoration
muco-purulente assez abondante. La toux n'a diminué que depuis un
mois.

Deux ou trois fois cet hiver, un peu de sang dans les crachats.
Amaigrissement depuis un mois. Plus de sueurs nocturnes voilà huit
ou dix mois.

La fistule thoracique a donné issue à un peu de liquide jusqu'au
mois de janvier.

A la percussion, on constate une matité absolue à gauche dans la moitié inférieure et de la submatité dans tout le reste de la hauteur. Le côté est très aplati. Obscurité respiratoire correspondant à la zone de matité ; cependant, même à l'extrême base, il existe un souffle respiratoire léger qui augmente progressivement jusqu'au tiers supérieur, où il diminue pour disparaître au sommet.

Dans le tiers moyen, il s'accompagne, à la fin de l'inspiration, d'un râle sec, isolé ; mais, dans la toux, on constate de nombreux râles sous-crépitants fins avec retentissement exagéré. Vibrations diminuées sur toute la hauteur. Retentissement de la toux et de la voix, un peu aigre dans le tiers moyen.

Pas de râles en avant et à gauche, mais submatité et murmure vésiculaire diminué.

Il n'y a pas de point douloureux à la pression sur le trajet des côtes, même au niveau de la fistule, qui est oblitérée.

Les affections aiguës de la cage thoracique peuvent envahir facilement le tissu cellulaire sous-pleural. C'est là un fait bien connu que nous croyons avoir démontré pour les suppurations chroniques et dont Berthomier a donné la preuve lorsqu'il s'agit d'infection aiguë, surtout quand celle-ci est une ostéomyélite.

Les côtes sont atteintes d'ostéomyélite, comme d'ailleurs tous les os plats peuvent l'être. Mais ce qui est intéressant, c'est que les lésions maxima comme celles de la carie costale siègent sur la face interne de l'os, lorsque le foyer d'ostéomyélite siège à la partie postérieure de la côte. Il s'ensuit que la collection siège d'abord dans le tissu cellulaire sous-pleural avant de passer dans les plans superficiels pour former une collection sous-cutanée. La virulence du pus explique l'inflammation qui suit son épanchement dans le tissu cellulaire sous-pleural. Celui-ci se détruit progressivement, et on verra, d'après les deux observations qui suivent, que la nappe purulente ainsi formée est assez abondante pour simuler un véritable épanchement pleurétique.

Observation XVII

Ostéomyélite de la cinquième côte droite

(Congrès de chirurgie, 1891. Berthomier)

Le malade est âgé de 7 ans et demi. Lymphatique ; kératite antérieure. Stigmates de rachitisme.

Il présentait, au quatrième jour, en même temps que des symptômes généraux, deux foyers, l'un antérieur, chondro-costal, appartenant à la cinquième côte droite ; l'autre, d'abord simplement marqué par une tuméfaction œdémateuse le long du bord spinal de l'omoplate, au niveau de la tête de la cinquième côte.

Le lendemain, cette tuméfaction avait complètement disparu et nous constatons en même temps, en arrière, dans toute la partie correspondante, l'existence très nette du souffle et de l'égophonie. N'ayant pas encore trouvé la clef du phénomène, nous attribuâmes tout naturellement les symptômes à l'existence d'un épanchement pleurétique concomitant. Jusqu'au deuxième jour, les symptômes augmentent d'intensité : le foyer chondro-costal proémine fortement en avant, et l'extrémité de la côte est très mobile sur le cartilage.

Au douzième jour, le souffle et l'égophonie disparaissent brusquement, en même temps que la saillie du foyer chondro-costal s'efface manifestement.

Le lendemain nous trouvons, dans le cinquième espace intercostal et sur la ligne axillaire, une tuméfaction nettement fluctuante. Séance tenante nous pratiquons, au bistouri, un très grand débridement ; il s'échappe des flots de pus ; la face interne de la côte est, dans toute son étendue, dénudée de son périoste. Lavage et drainage de la plaie.

L'auscultation ne dénote rien d'anormal du côté de la plèvre.

Guérison sans séquestre.

Nous avons noté, dans cette observation, la disparition immédiate du souffle et de l'égophonie, dès que la collection purulente est venue distendre les parties molles.

Observation XVIII

Otéomyélite de la septième côte.
(Berthomier, Congrès de chirurgie 1891)

Appelé par le docteur B..., en consultation près d'un malade atteint d'ostéomyélite aiguë depuis huit jours, nous trouvons :

1° Au niveau de l'articulation chondro-costale de la cinquième côte droite, une tuméfaction arrondie, bien limitée, fluctuante, offrant à peu près le volume d'une mandarine. A la pression, on constate facilement que l'extrémité de la côte est mobile sur le cartilage.

L'auscultation pratiquée à ce niveau ne donne rien d'anormal ; pas de souffle, pas d'égophonie.

2° En arrière, le long du bord spinal de l'omoplate, dans une zone de 10 centimètres environ, on trouve de la matité, du souffle, de l'égophonie ; il n'existe extérieurement aucune trace d'inflammation.

3° Vers la partie moyenne de la côte, dans la ligne axillaire, nous ne trouvons pas la moindre trace d'inflammation. Pas de matité, pas de souffle, pas d'égophonie.

Nous pensons à un épanchement pleural circonscrit, développé au voisinage d'un foyer ostéomyélité. C'était une erreur.

Au moyen du trocart Potain, nous pratiquons une ponction exploratrice, au niveau du foyer antérieur correspondant à l'articulation chondro-costale : aspiration d'une petite quantité de pus, lavage de la poche avec une solution de sublimé, nouvelle aspiration.

Immédiatement après, l'auscultation en arrière nous apprend, à notre grande surprise, qu'il n'existe plus ni souffle, ni égophonie ; la percussion annonce la disparition simultanée de la matité.

Nous concluons donc :

1° Qu'il n'y avait rien dans la plèvre ;

2° Qu'un foyer ostéomyélitique nous avait présenté les symptômes d'un épanchement pleurétique circonscrit ;

3° Que le foyer ostéomyélitique postérieur communiquait avec le foyer antérieur ou chondro-costal.

Quinze jours après, le malade, absolument apyrétique, ne présentait aucune trace de son affection, qu'un empâtement assez accusé dans toute l'étendue de la côte accessible à l'investigation.

Telles sont les causes d'un phlegmon sous-pleural. Ses origines secondaires en rendent la symptomatologie moins éclatante que celle du phlegmon primitif siégeant dans les parties profondes. Ce sont le plus souvent des signes de pleurésie qui dominent, et cela tient à la disposition même de la collection purulente.

Celle-ci est étalée en nappe. Elle peut, comme l'ont montré une observation de Billroth et celle publiée plus haut, être très étendue, c'est-à-dire envahir presque tout le tissu cellulaire sous-pleural. Les autopsies pratiquées jusqu'à présent ne nous renseignent guère sur la constitution intime de l'abcès phlegmoneux. Dans le cas de Billroth, il existait des adhérences normales du foie et de la rate au diaphragme, signes certains de péritonite circonscrite, véritable processus de défense. Les côtes, sauf celles qui ont fourni la localisation première, sont saines. L'aponévrose endothoracique de Luschka, qui n'arrêtait pas l'évolution des follicules tuberculeux, suffit ici à les protéger contre la suppuration. C'est là un fait bien connu en pathologie générale que cette résistance du tissu osseux à des infections suraiguës oppose son envahissement rapide dans les infections chroniques.

Observation XIX

Billroth (Arch. f. kl. chirur. 1881, II)

J. W..., peintre, âgé de 29 ans, reçu à l'hôpital le 13 juillet, mort le 11 août. Il y a onze semaines, il fut pris, sans cause connue, de douleurs lancinantes au côté gauche de la poitrine, accompagnées de fièvre.

Les douleurs diminuèrent au bout de quelques jours, après l'application des ventouses et de sangsues.

Cependant il se formait progressivement sous la peau une tumeur qui fut ouverte par le médecin traitant. Evacuation d'une grande quantité de pus. Apparition de nouvelles tumeurs se vidant spontanément.

Envoi du malade à l'hôpital.

Etat actuel. — Aspect anémique, huit fistules à la partie inférieure du côté gauche de la poitrine; la sonde ne reconnaît aucune dénudation des côtes ni des cartilages; œdème autour des fistules, légère augmentation du volume de la moitié gauche du thorax. L'examen du malade par l'auscultation et la percussion est rendu difficile, à cause de la douleur. Matité en arrière et en bas à partir de la septième côte, murmure vésiculaire affaibli, rien à droite. Le malade refuse de laisser examiner le cœur.

Diagnostic : Périostite chronique avec carie imminente, excision des fistules, recherche inutile d'une côte cariée.

Billroth abandonne son premier diagnostic et pense à un empyème enkysté ouvert à l'extérieur; fièvre hectique et mort.

Autopsie. — Le péricarde, énormément distendu, contient environ une livre d'un liquide séro-sanguinolent et des villosités récentes. Poumon droit à peu près sain. Deux livres de liquide dans chacune des deux plèvres. Le poumon gauche, par la surface inférieure et externe de son lobe inférieur, est fortement fixé à la plèvre diaphragmatique et à la plèvre costale. Une sonde poussée de l'extérieur n'entre pas dans la cavité thoracique. Vaste abcès limité en haut par la plèvre diaphragmatique et la plèvre costale un peu enlevée en bas par le diaphragme, en dehors par la paroi thoracique. L'abcès a environ le diamètre d'une tête d'enfant. Adhérence du foie au diaphragme, sa couleur est noir muscade, son tissu est sain. La rate est adhérente au diaphragme, ramollie et augmentée de volume; les côtes ne sont pas dénudées.

Quant à la marche des lésions, elle rappelle beaucoup celle que nous avons décrite dans l'abcès froid sous-costal. Le pus décolle et refoule la plèvre, qui s'épaissit. Couverte de fausses membranes, celle-ci résiste et forme une barrière sérieuse à

7

l'ouverture intra-pleurale de la collection. Dans toutes les observations publiées nous n'avons vu qu'une fois semblable terminaison se produire. C'est dans un cas de Bartels.

Observation XX

(Résumée). Publiée par Bartels
Péripleurite. — Mort. — Autopsie

C. R..., marin, âgé de 25 ans, entre le 1er juin 1872, à la clinique de Kiel. Il est atteint de syphilis. Depuis huit semaines qu'il a eu une angine, il n'a pu se remettre et souffre de dyspnée, de toux, de sueurs persistantes.

Etat actuel. — Malade très amaigri, presque complètement aphone. La partie moyenne de la région thoracique latérale fait une forte voussure. Les cinquième et sixième côtes surtout sont prééminentes. Dans le cinquième espace, un peu en dehors de la ligne mamellaire, on sent une fluctuation manifeste et une collection plus tendue au moment de l'expiration. Matité limitée au niveau et aux alentours de la tumeur. A l'auscultation, souffle et frottements rudes. Une ponction exploratrice donne issue à du pus crémeux.

Bartels, fort embarrassé, penche vers le diagnostic suivant : ostéopériostite syphilitique suppurée avec abcès principalement sous-costal.

On fait plusieurs nouvelles ponctions. Mais le pus ne s'écoule que d'une façon insuffisante. Aussi Esmarch resèque-t-il, le 15 juillet, la cinquième côte sur une étendue de 4 cent. En introduisant le doigt, on reconnaît une vaste cavité ; la sonde pénètre à une profondeur de 17 cent., d'avant en arrière. Le malade s'affaiblit et meurt finalement de néphrite parenchymateuse.

Autopsie. Cavité thoracique. — A gauche, adhérences lâches pleuro-pulmonaires. A droite, le poumon paraît absolument fusionné avec la paroi pectorale. Par la fistule, on entre dans un trajet long de 9 cent., dont la paroi est dure et coriace. Le trajet conduit à son tour dans une cavité à poche très épaissie, située en arrière et en dehors du lobe inférieur et rempli d'un liquide jaune brun. En dehors, la

paroi de l'abcès est immédiatement adjacente aux côtes extraor-
dinairement épaissies. En certains endroits on peut manifestement
constater que la paroi profonde de l'abcès est formée par la plèvre
pariétale, fusionnée avec la plèvre pulmonaïre.

Le plus souvent, au contraire, le pus se fait jour au dehors.
Les muscles intercostaux se laissent dissocier et quelquefois
très rapidement apparaît une collection sous-cutanée. Celle-ci,
communiquant avec la poche profonde, forme avec elle un
véritable abcès en bouton de chemise. Cette collection s'abcède
et, après évacuation du pus, se fistulise, analogie nouvelle avec
les abcès froids sous-pleuraux.

La symptomatologie du phlegmon sous-pleural varie suivant
qu'il est primitif ou secondaire.

Primitif, le début des accidents rappelle celui de toutes les
grandes infections. Un frisson solennel ouvre la scène, le
malade est pris subitement d'un point de côté très douloureux,
en même temps qu'une fièvre violente indique la gravité de
l'affection qui débute. La collection purulente s'étalant surtout
en surface ne provoque guère de phénomènes respiratoires.
La toux est presque nulle dans les deux observations que rapporte Lachapelle. Seule, la douleur vive dans le côté atteint
attire l'attention du malade. L'examen le plus attentif ne permet pas de reconnaître des signes certains de suppuration tant
que l'abcès n'a pas rompu la barrière musculo-aponévrotique
de l'espace intercostal. L'examen de l'appareil respiratoire ne
donne aucun renseignement permettant d'affirmer l'existence
de la péripleurite, tout au contraire ; et tout porte à attribuer
à des lésions pleurétiques la matité locale et l'obscurité respiratoire qui se trouvent dans la zone douloureuse.

Cette première période d'inflammation est spéciale à la
péripleurite primitive. Elle manque ou s'efface devant les
symptômes de l'affection première, tant que la collection ne

s'est pas fait jour au dehors dans la péripleurite secondaire.

A ce moment, la tuméfaction de la paroi thoracique et tous les symptômes que nous allons décrire sont communs aux deux formes de péripleurite que nous examinons dès à présent dans une même description.

Nous avons dit quelle était la marche du pus vers la périphérie ; bridé par la plèvre enflammée et épaissie, il dissòcie les muscles intercostaux et arrive à former une tuméfaction sous-cutanée. C'est là le symptôme le plus important de la péripleurite ; aussi devons-nous le décrire avec soin.

Elle est d'apparition relativement précoce, trois semaines au plus sont nécessaires à la formation de la poche sous-cutanée. Celle-ci a débuté par un empâtement diffus, occupant un ou deux espaces intercostaux, et siégeant à la partie moyenne des parois latérales du thorax, sur la ligne axillaire ou entre celle-ci et la colonne vertébrale. Les contours de la tumeur se précisent ; elle devient peu à peu très nettement fluctuante. A mesure qu'elle se développe, les phénomènes généraux intenses du début s'amendent. La fièvre revêt alors le caractère des fièvres de suppuration.

Si on recherche les rapports qu'affecte cette tumeur fluctuante avec les parties profondes, il est rare de la voir réductible. La poche superficielle communique par un orifice trop étroit avec le foyer sous-pleural pour qu'elle puisse être refoulée vers celui-ci. La toux, les efforts ont de même peu d'influence sur la tension, le volume de l'abcès superficiel.

Ces signes de non-réductibilité pourraient faire douter de l'existence de la collection sous-pleurale, si celle-ci ne s'accompagnait de signes de recherche assez facile qui mettent sur la voie du diagnostic. Située entre la plèvre et les côtes, la nappe purulente joue le rôle de corps isolant. Aussi est-il de règle de trouver, lui correspondant, une zone de matité à peu près invariable, qu'accompagne une diminution constante du murmure vésiculaire. Quelquefois on a pu constater des signes certains de compression pulmonaire.

Le poumon, refoulé, forme un bloc, que font soupçonner la matité constante, quelquefois un souffle tubaire, de l'égophonie.

Les signes fonctionnels n'ont rien de bien frappant. La douleur est vive au niveau de la poche superficielle ; nous avons aussi signalé la dyspnée, à laquelle se joint une toux survenant par crise, si, comme on la note, il existe un épanchement pleural accompagnant la péripleurite. La collection une fois constituée ne tarde pas à s'ouvrir. La peau rougit, s'enflamme, s'ulcère. Une ouverture à bords irréguliers se produit et l'abcès se vide au dehors. La quantité qui s'écoule habituellement considérable est formée d'un pus franchement phlegmoneux, crémeux, bien lié, homogène et ne rappelant en rien la sanie tuberculeuse.

Cet écoulement amène un réel soulagement et la sédation de tous les phénomènes inflammatoires. Mais elle est insuffisante à assurer la guérison pour des raisons analogues à celles que nous exposions à propos de l'abcès froid sous pleural. L'ouverture insuffisante et l'étroitesse du trajet, la disposition anatomique de la poche rendent compréhensible la formation d'un orifice fistuleux, qui est ici constante. La suppuration devient ainsi interminable. Il est rare qu'elle se tarisse seule, et il est à redouter que l'orifice et le trajet ne deviennent le siège d'infections secondaires pouvant encore aggraver les phénomènes de résorption septique, qui sont pour ainsi dire la règle.

L'ouverture de la poche phlegmoneuse, si elle fait apparaître la fistule, amène la cessation des troubles pulmonaires que nous avons signalés plus haut. Les bruits respiratoires deviennent normaux, même aux points où siégeait précédemment la matité, au voisinage de la fistule.

Tels sont donc les symptômes cliniques de la péripleurite

aiguë primitive ou secondaire. Son siège, la quantité de pus toujours considérable, en font une affection grave, et nous signalons plus haut trois cas de mort qui lui sont imputables.

Celle-ci est due le plus souvent soit à des complications septicémiques, soit à des complications locales.

Parmi celles ci, l'ouverture dans la plèvre est signalée dans le cas de Bartels, empêchant le rapprochement des parois de la poche. Quelquefois (cas de Wunderlich), un épanchement séreux se développe par propagation dans l'intérieur de la cavité.

Il nous faut retenir surtout la propagation par la voie lymphatique des lésions d'ordre suppuratif. On les a vues envahir le péricarde, passer d'une plèvre à l'autre, et surtout atteindre le rein et son atmosphère celluleuse. La néphrite suppurée est, selon Bartels, la grande complication à redouter. Sa pathogénie se comprend toute seule, les rapports du rein et du sinus costo-diaphragmatique où peut s'amasser le pus, rendent faciles les inflammations de la glande par propagation. C'est à cette propagation encore qu'il faut attribuer les péritonites localisées à la face inférieure du diaphragme et ayant produit dans un cas des adhérences du foie et de la rate.

Les grandes oscillations thermiques que présentent ces malades rendent bien compte de la gravité des accidents infectieux dus à la présence de l'abcès. La crainte d'une véritable septicémie mortelle ou des complications locales signalées plus haut, force donc le plus souvent le chirurgien à intervenir.

Mais celle-ci devant être basée sur la connaissance exacte de la nature et du point de départ des lésions, il importe avant tout de distinguer la péripleurite aiguë d'affections dont elle est similaire.

L'étude des symptômes, la simple inspection écarteront d'emblée l'idée du phlegmon diffus des parois thoraciques, ou celle de l'abcès froid, dont nous avons indiqué plus haut la marche et l'indolence toutes spéciales.

Au contraire, on devra s'attacher à distinguer le phlegmon sous-pleural de la pleurésie enkystée, affection bien plus fréquente, et dont la péripleurite se rapproche en plusieurs points. L'étude attentive des signes physiques de la marche de la maladie devra être soigneusement notée, car le diagnostic est difficile.

Si on se rapporte aux signes physiques, on verra que la collection d'origine péripleurétique apparaît beaucoup plus rapidement sous la peau. En trois semaines, la formation du pus est accomplie. Elle ne se fait le plus souvent que dans l'espace de deux ou même trois mois ; dans le cas de pleurésie enkystée, la collection purulente est mal limitée, accompagnée d'un œdème souvent étendu de la paroi thoracique du côté de l'épanchement. Elle est souvent peu fluctuante, au contraire de l'abcès sous-cutané de la péripleurite, qui n'occupe qu'un ou deux espaces intercostaux, fluctue très-bien, n'a pas d'œdème périphérique et est par suite très limité.

La perforation est d'ailleurs dans ce cas très rapide, comparée à l'ouverture de l'empyème pleural, et se fait au bout d'un mois.

Enfin la recherche des symptômes pulmonaires est ici très-importante. Elle donnera des renseignements précieux permettant de constater un épanchement intra-pleural. Dans ce cas, la matité se déplace, l'obscurité respiratoire, l'égophonie persistent après l'ouverture de l'abcès.

Dans la péripleurite, au contraire, la collection est fixe ainsi que la matité qui l'accompagne, et nous avons vu la disparition de tous les symptômes d'ordre respiratoire sitôt que la poche s'est ouverte au dehors.

L'existence d'une péripleurite est bien établie, il faut de suite en instituer le traitement. Ici pas de moyens palliatifs.

cision précoce est la méthode de choix. Seule, elle permet l'évacuation complète des poches purulentes et la guérison sans fistule.

Billroth préconise les incisions multiples mais peu étendues. Nous pensons qu'un large débridement de la poche superficielle et du trajet qui la réunit à l'espace sous-pleural suffira à guérir le malade. Les incisions étroites ne permettant que difficilement l'évacuation de la poche profonde n'arrêtent nullement la marche des lésions et les phénomènes d'infection aiguë du malade. Ne vaut-il pas mieux pouvoir explorer largement la poche ?

Seule une semblable inspection permet de se rendre exactement compte des désordres et de confirmer un diagnostic douteux.

Le doigt introduit reconnaîtra facilement la plèvre, une côte atteinte de nécrose secondaire. Certains, Souligoux, Bouveret, conseillent même de réséquer largement la côte la plus voisine de l'épanchement pour se donner du jour.

On pourra plus facilement ainsi arriver à désinfecter la poche et en modifier la paroi par des lavages antiseptiques ou légèrement caustiques. Le drainage et la compression assureront en dernier lieu la guérison finale.

Il est inutile de dire que la large brèche ainsi créée permettrait, le cas échéant, de pratiquer directement en une seule séance la pleurotomie, si elle était rendue nécessaire par la coexistence d'une collection intra-pleurale.

CONCLUSIONS

Le tissu cellulaire sous-pleural possède une pathologie propre admise aujourd'hui par tous les auteurs.

Elle se résume : A) dans la formation de collections suppurées chroniques, de nature tuberculeuse ; B) d'inflammation à marche aiguë, c'est le phlegmon sous-pleural ou péripleurite aiguë.

A) 1° Les abcès froids de la paroi thoracique se développent sur trois plans différents ; ils peuvent être soit sous-cutanés, c'est la gomme tuberculeuse vulgaire, soit pariétaux. Ils sont dus à des lésions ganglionnaires ou des faces antérieures du sternum ou des côtes ; soit sous-pleuraux, c'est-à-dire développés dans le tissu cellulaire sous-pleural ;

2° Les abcès froids sous-pleuraux sont très fréquents ; ils sont dus :

a) Soit à une lésion osseuse primitive.

b) Soit à une pleurésie antérieure ;

3° Ceux qui sont consécutifs à des lésions osseuses primitives débutent presque toujours par la face interne de l'os.

Ceux qui dépendent des lésions pleurales envahissent secondairement l'os. Il s'ensuit que la tuberculose osseuse, considérée jadis comme primitive, doit être dédoublée en :

a) Carie osseuse primitive.

b) — secondaire ;

4° Les collections froides de l'espace sous-pleural sont rarement très abondantes. Elles s'étalent en surface plutôt qu'en profondeur ;

5° Leur symptomatologie n'a rien de pathognomonique. Elle ne diffère de celle des abcès froids ordinaires de la paroi thoracique que par des points de détail, ce qui en rend le diagnostic difficile ;

6° La méthode de choix dans le traitement de semblables collections est l'incision large avec résection d'une ou plusieurs côtes, si elles sont atteintes par la carie. Un pansement exactement compressif après drainage soigné de la plaie ainsi produite est de rigueur ; il permettra d'éviter l'accumulation de pus et favorisera le rapprochement des parois de la cavité, parois qui ont peu de tendance à l'accolement.

B) 1° L'inflammation aiguë du tissu cellulaire sous-pleural est beaucoup plus rare que la précédente ; elle peut être :

a) Primitive dans quelques cas ; elle évolue alors comme un phlegmon à allures très graves ;

b) Secondaire à une lésion des parties molles voisines, ce qui lui donne souvent des allures d'une pleurésie enkystée.

2° A une ostéomyélite des côtes ; le traitement consiste surtout dans l'incision large et précoce de la collection, dès qu'elle est reconnue. On y joindra souvent la résection partielle d'une côte, qui livrera ainsi une voie large à l'écoulement du pus et évitera la production de désordres sérieux dus à des phénomènes d'infection purulente.

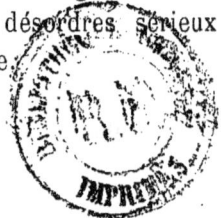

———————

BIBLIOGRAPHIE

Nous ne donnons ici que l'indication des travaux les plus importants sur la question qui a fait le sujet de ce travail : la pathologie de l'espace sous-pleural.

1° ABCÈS FROID SOUS-PLEURAL

AUCLERT . . . Thèse de Lyon, 1893. — Abcès froids des parois tho-raciques à forme pseudo-pleurétique.

BONNET. . . . *Archives générales de Médecine,* 1823.

BOUSQUET. . . Abcès froids des parois thoraciques, consécutifs aux périostites externes et chroniques.

BONNEL. . . . Carie costale et abcès froids des parois thoraciques (Th. Paris, 1891).

BONNAUD . . . Abcès froids des parois thoraciques (Th. Paris, 1892).

CHARVOT . . . *Gazette hebdomadaire,* 1879, p. 40. — *Revue de Chirurgie,* 1884.

CHONÉ . . . . . Th. Paris, 1873.

DAYOT . . . . De la résection costale dans le traitement des abcès froids thoraciques.— *Archives provinciales Chirurgie,* 1892.

DUPLAY. . . . Abcès chroniques des parois thoraciques. — *Progrès Médical,* t. II, 1876.

GILEB. . . . . Empyème simulé par un abcès thoracique, 1862, p. 230, t. II.

LEPLAT. . . . Abcès froids consécutifs aux pleurésies. — *Archives générales de Médecine,* 1865, t. V.

FORGUE ET RECLUS. Thérapeutique chirurgicale, 1898.

KIENER ET PAULET. De l'ostéo-périostite chronique ou carie des os. *Archives physiol.*, 1883.

LEJARS . . . . Etudes cliniques et expérimentales sur la tuberculose, 1891.

LE DAMANY. . Les pleurésies séro-fibrineuses (Th. Paris, 1897).

MARMARIAN. . Des abcès d'origine pleurale (Th. Paris 1896, N° 392).

NICAISE. . . . Des abcès froids du tissu cellulaire. — *Revue de Chirurgie*, 1885.

OULMONT . . . Dégénérescence cartilagineuse de la plèvre avec abcès des parois thoraciques. — *Gazette des Hosp.*, 1856, p. 501.

PÉRON . . . . Recherches anatomiques et expérimentales sur les tuberculoses de la plèvre (Th. Paris, 1895-96). Anatomie pathologique des pleurésies tuberculeuses. — *Semaine Médicale*, février 1898.

PEYROT. . . . *Traité de Chirurgie*, t. VI.

RIEDINGER . . *Deutsch. chir. de Billroth et Lucke*, 42ᵉ livraison.

SABATTIER . . Des abcès froids tuberculeux à propos de la variété sous-pleurale. — *Revue Médicale*, 1889, p. 217.

RAYNAUD . . . Clinique recueillie par Lucas Championnière. — In *Journal des Praticiens*, 1881, t. LII, p. 553.

SANCHEZ TOLEDO. Des rapports de l'adénopathie tuberculeuse de l'aisselle avec la tuberculose pleuro-pulmonaire (Th. Paris, 1887).

SOULIGOUX . . Pathogénie des abcès froids du thorax (Th. Paris, 1894, N° 450). Traité de Le Dentu-Delbet, — Article « abcès froids de la paroi thoracique », t. VI, 1898.

TUFFIER . . . Des abcès froids de la paroi thoracique. Médiastinites tuberculeuses. — *Semaine Médicale,* 1890.

TILLAUX . . . *Journal de Médecine et de Chirurgie*, 1889. *Traité de Chirurgie clinique*, 1898.

TUIÉRY . . . . De la tuberculose chirurgicale (Th. Paris, 1890).

2° PÉRIPLEURITES AIGUES.

BOUVERET . . Traité de l'empyème. Paris, 1888, p. 435.

BOYER . . . . Traité des maladies chirurgicales, t. I, p. 582.

— 125 —

BARTELS . . . Ueber peripleuritisches abcesse. — *D. Archiv. f.*
Klin. Medizin, 1874, t. XIII, p. 21.

BILLROTH . . . Ueber abscedirende peripleuritis. — *Arch. f. chir.*
Kl., 1861, t. II.

BERTHOMIER . Congrès français de chirurgie, 1890.

EVANS . . . . Abcess in thoracing. parietes simulating empyema.—
Med. press. and Circular, London, 1881.

FURBRINGER. . *Wirchow. Arch.,* t. LXVI, p. 330.

BARTH . . . . *France Médicale,* 1881.

LACHAPELLE. . Th. Strasbourg, 1868.

RIEGEL . . . . *Deutsch. Archiv. für Klin. med.*, 1847.

WUNDERLICH . Ueber peripleuritis. — *Arch. Heilkunde,* 1861, p. 17.

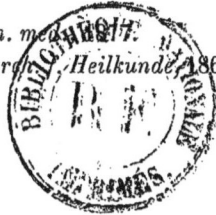